U0380851

心态积极精神好

心力强大有担当

中共中央党校党建部创新工程

新时代干部心理能力建设书系

★

胡月星 主编

领导养心与养生

王文新 乔富胜 ／ 著

SPM

南方出版传媒

广东人民出版社

· 广州 ·

图书在版编目（CIP）数据

领导养心与养生 / 王文新，乔富胜著. —广州：广东人民出版社，2021.5

（新时代干部心理能力建设书系 / 胡月星主编）

ISBN 978-7-218-14434-4

Ⅰ．①领…　Ⅱ．①王…　②乔…　Ⅲ．①领导人员—心理保健　Ⅳ．①R161.1

中国版本图书馆 CIP 数据核字（2020）第 153387 号

LINGDAO YANGXIN YU YANGSHENG

领导养心与养生

王文新　乔富胜　著

出 版 人：肖风华

责任编辑：卢雪华　李宜励
装帧设计：闽江文化
责任技编：吴彦斌　周星奎

出版发行：广东人民出版社
地　　址：广州市海珠区新港西路 204 号 2 号楼（邮政编码：510300）
电　　话：(020) 85716809（总编室）
传　　真：(020) 85716872
网　　址：http://www.gdpph.com
印　　刷：广东虎彩云印刷有限公司
开　　本：787 mm×1092mm　1/16
印　　张：14.5　字　数：200 千
版　　次：2021 年 5 月第 1 版
印　　次：2021 年 5 月第 1 次印刷
定　　价：45.00 元

如发现印装质量问题，影响阅读，请与出版社（020－85716849）联系调换。
售书热线：020－85716826

《新时代干部心理能力建设书系》编委会

参与研究及支持单位

中共中央党校（国家行政学院）

中国浦东干部学院

中共国家税务总局党校（国家税务总局税务干部学院）

中共北京市委党校（北京行政学院）

中共丽江市委党校（丽江市行政学院）

中国健康管理协会

中国领导科学研究会

中国人才研究会

中国健康管理协会公职人员心理健康管理分会

残疾人事业发展研究会心理健康专业委员会

广州市干部健康管理中心

红色地标（北京）领导力研究院

西安思源学院新发展理念与领导力研究中心

总　序

　　建设高素质专业化干部队伍，不仅包括思想建设、作风建设、组织纪律建设，还应当包括心理能力建设。我们党的干部队伍，不仅要政治过硬，本领高强，还要心理健康。习近平总书记在党的十九大报告中强调，"打铁必须自身硬"，这个"自身硬"既包括信念坚定、思想领先、作风顽强，还包括心理能力素质过硬。2018 年 5 月，中共中央办公厅印发《关于进一步激励广大干部新时代新担当新作为的意见》，其中明确要求，要"满怀热情关心关爱干部。坚持严格管理和关心信任相统一，政治上激励、工作上支持、待遇上保障、心理上关怀"，同时明确要"关注干部心理健康"。在同年召开的全国组织工作会议上，习近平总书记进一步强调，要"真情关爱干部，关注干部身心健康"。此后，中共中央组织部又专门下发《关于认真做好关心关怀干部心理健康有关工作的通知》，对做好干部心理健康有关工作提出了明确、具体的要求。这一系列举措的出台，既体现了中央对干部心理健康工作的重视，也折射了加强干部心理健康工作的重要性与紧迫性。

心理能力本质上就是一种心理能量，是一种面对现实、追求目标、克服困难、完善自我、积极向上的内在力量。积极心理学研究认为，乐观向上的精神状态、主动积极的工作态度、认真负责的专业精神、知难而上的信心勇气、矢志不移的奋斗追求等是组织与个人取得成就或成功的根本所在。把心理能力建设纳入到加强党的干部队伍自身建设中，对于增强党的凝聚力与战斗力，激发各级领导干部心理活力，营造风清气正良好政治生态环境，都是至关重要的。

鉴于此，《新时代干部心理能力建设书系》从新时代建设高素质专业化干部队伍的客观需要出发，从构建社会心理服务体系能力建设的目标要求入手，围绕如何提升领导干部心理能力这个主题，从领导干部心理健康及其维护的各个层面进行了有益探索。其目的在于进一步增进领导干部心理能力发展水平，培育健康积极的心态，为提升领导干部的领导力提供动力支持。《新时代干部心理能力建设书系》着眼于当下领导干部心理健康发展的实际需要，从心理学、领导科学、社会学乃至医疗健康等学科视角对心理健康问题进行了全面深入的解析。这套丛书特色鲜明，亮点突出，针对性强，实用度高，是对干部心理健康进行深入细致研究的系统性创新理论成果，为大家深入认识心理健康、开展自我心理调节、提高心理灵活性、增强积极心理能力等方面提供科学有效的帮助指导。本丛书的突出特点体现在以下几个方面：

一是贴近实际。丛书以各级干部为研究对象和服务对象，聚焦当下领导干部的心理问题，提出了具有针对性的对策建议。透过《把握心理健康的金钥匙》《增强积极心理能量》以及《变革时代的心理适应与发展》的深入阐述与精辟分析，为各级领导干部如何认识心理健康，如何积极响应时代召唤增强积极心理能量提供了许多富有价值的对策建议。

二是科学解读。心理问题既是一种表象，更有着深刻的内在原因。对于心理问题及其存在障碍的解读需要从心理发展轨迹入手，需要从领导干部承担的角色压力及其心理需要进行深入探讨。丛书中的《会减压才能从容领导》《构建和谐愉快的人际关系》《健康心态需要自我认知》都是从干部的现实需要入手，从压力缓解、人际和谐和自我认知等大家感兴趣的话题展开。这些深层次的问题，是影响干部心理健康的重要因素。

三是内容丰富。丛书注重理论研究与实践应用相结合。把《领导人格完善与心力提升》《领导养心与养生》也纳入视野，将干部普遍关心的自我人格完善、心理资本、心力与志趣、提升心理生活适应能力等现实问题进行逐一阐述，形成丰富完备的内容体系。《走出抑郁　宽松心态》和《科学化解内心的焦虑》都以大量真实案例为依托，将干部心理问题写活、说透、讲明，为干部创造一个深度共鸣、贴近需求、实用好用的阅读能量场，让干部能够开卷有益。

四是注重应用。《新时代干部心理能力建设书系》从不同侧面对领导干部心理健康进行了深入具体的阐述，提出了许多富有价值的对策建议，有的书稿在内容中间或章节末尾还增设各种心理测评问卷，帮助干部开展自测自评。这套内容丰富详尽的书系，既可以满足干部心理能力建设培训学习的实际需要，也可以作为干部自我提升的案头工具书，满足干部阅读需求。

五是聚贤增慧。《新时代干部心理能力建设书系》聚焦时代需要，着眼未来发展，凝聚集体智慧。在书稿的撰写当中，全国人大常委、中共中央党校（国家行政学院）原校务委员（副院长）陈立教授，中国管理学界泰斗、复旦大学首席教授、东方管理学派创始人苏东水先生，中国健康管理协会会长郭渝成教授，中国领导科学研究会会长冯秋婷教授，心理测量咨询专家、北京师范大学心理学教授郑日昌先生等领导和学界前辈亲自担任书系顾问，对编写工作悉心指导，热情期待，支持鼓励，为编写工作增加了智慧力量。中央党校厅局级干部培训班的许多学员对编写内容及章节体系也提出了许多宝贵的意见建议，在书系付梓出版之际，谨代表编委会对各位领导前辈、专家学者和朋友们的关心帮助表示衷心感谢！

《新时代干部心理能力建设书系》是集体智慧的结晶。书系的诞生不仅为加强领导心理服务体系建设做出了有益的探索努力，更为开展领导干部心理健康教育提供了十分难得的阅读材料，本套书系既可以为各级党校（行政学院）党政干部教育培训、企业领导人才能力提升以及社会团体开展各类心理健康咨询活动提供培训参考教材，也可以为增进领导干部身心健康提供有价值意义的指导咨询与帮助。

是为序。

胡月星

2020 年 12 月 10 日

目　录

第一章　动静相宜身心合一的新健康观　/ 001

一、从疾病状态到健康状态　/ 003

二、从生物模式到生物－心理－社会模式　/ 006

三、身心失调则生病，身心合一则健康　/ 010

四、身动心动，健身健脑：心理神经免疫机制　/ 012

第二章　领导干部工作特点与健身运动选择　/ 019

一、领导干部的工作生活特点与健身方式　/ 021

二、领导干部运动健身的意义　/ 024

三、精力管理与领导干部健康　/ 027

四、睡眠管理与领导干部健康　/ 030

五、符合领导干部特点的健身方式选择　/ 032

第三章　精力管理与领导干部健康　/ 039

一、领导干部的精神、体力与精力　/ 040

二、时间和精力管理理论　/ 043

三、领导干部时间与精力管理　/ 052

四、领导干部精力管理训练策略　/ 058

第四章　睡眠管理与领导干部健康　/ 063

一、熬夜、失眠症与睡眠障碍　/ 064

二、失眠种类、原因及危害　/ 069

三、入睡、苏醒、失眠的机制与奥秘　/ 074

四、领导干部科学睡眠指南　/ 080

五、提高领导干部睡眠质量的健身运动　/ 083

第五章　健步走与领导干部健康　/ 089

一、有氧运动概述　/ 090

二、健步走的发展普及　/ 095

三、领导干部健步走优点及作用　/ 098

四、领导干部健步走分类及运动处方　/ 102

五、领导干部科学健步走的注意事项　/ 106

第六章　游泳与领导干部健康　/ 109

一、领导干部群体为什么选择游泳？　/ 110

二、游泳对领导干部身心健康有哪些作用？　/ 114

三、领导干部如何科学游泳？　/ 120

四、全民健身与领导干部游泳　/ 132

第七章　乒乓球运动与领导干部健康　/ 137

一、乒乓球运动在领导干部群体中的普及程度　/ 139

二、乒乓球运动对领导干部身体健康的促进作用　/ 141

三、乒乓球运动有助于促进领导干部心理素质提升 ／150

四、领导干部进行乒乓球运动的注意事项 ／156

第八章　传统健身运动与领导干部健康 ／161

一、传统健身运动的理念和原则 ／163

二、传统健身运动的种类和方法 ／169

三、传统健身运动的创新发展 ／183

第九章　阳光心态与领导干部健康 ／187

一、消极心理：习得性无助、愤怒、敌意 ／188

二、乐观开朗、阳光心态、心态平衡是健康法宝 ／194

三、有个好心态，疾病走得快 ／198

四、心态阳光须调节：健康从政心态、幸福心理 ／201

参考文献 ／211

第一章

动静相宜身心合一的
新健康观

　　2018 年 11 月，云南省大姚县的一位"80 后"干部李忠凯成了"网红"。刚刚 38 岁的李忠凯已头发花白，皮肤黝黑，皱纹明显，有网友评论"看上去至少 50 多岁"。李忠凯的形象侧面反映了领导干部群体的身体状况。那么，主要有哪些问题困扰着领导干部的健康呢？一项基于近 30 万人的干部体检大数据分析发现，颈椎异常是排名第一的健康问题，这可能与部分领导干部长期伏案工作有关。对男性领导干部而言，威胁最大的健康问题是体重指数增高，有 64.4% 的男性干部样本人群有超重现象。对女性干部而言，威胁最大的健康问题是颈椎异常，占女性干部样本人群的 55.3%。其余依次为甲状腺结节、骨量减少/骨质疏松、宫颈异常和幽门螺杆菌阳性等。

　　除身体状况外，领导干部的心理健康也备受关注。习近平主席 2015 年新年贺词中的一句"我们的各级干部也是蛮拼的"，道出了领导干部工作的辛劳与不易。由人民日报社主管主办的《健康时报》撰文指出，调查显示，我国领导干部中 29.3% 的人存在心理问题。在所有心理疾病患者中，有 10% 是领导干部，远高于其他群体。某省的一项职场心理健康调查结果显示，领导干部的生活状态评估排名在所有职业中倒数第一。中央国家机关职工心理健康咨询中心针对 20 个国家部委 2500 人进行的一项心理健康调研显示，有 63.3% 的人认为自己承受着中等以上程度的压力。对领导干部来说，积极面对自己的身体心理状态，树立正确积极的健康观是首要的问题。我们认为应该正确地认识疾病，接受生物 - 心理 - 社会医学模式，树立动静相宜身心合一的新健康观。

一、从疾病状态到健康状态

在我们的亲友中，或者我们在日常生活工作里遇到的人群中，他们的生命无外乎三种状态，即健康、亚健康和疾病。撇开不可避免的因素外，每个人都要经历这三种状态。从婴幼儿开始，人的生命体征通常介于健康与疾病之间。到了青年时期，发育健全，生命蓬勃向上，此时抵御疾病的能力较强，身体基本处于健康状态。随着年龄增长、生活及工作环境的变化，身体会出现一些不适感，经过休息和调养，这些不适感会消失。一旦这种不适感不断叠加，就会产生疾病。经过治疗，疾病痊愈又恢复了健康。人的一生总是在健康、亚健康和疾病的相互转换过程中度过的。

1. 疾病状态

随着中国经济社会的快速发展，人们生活和行为方式逐渐改变，老龄化也越来越突出，疾病谱发生了新的变化，从"十二五"期间反映出的主要疾病模式来看，主要以慢性非传染性疾病为主，因病死亡的87%是以心脑血管疾病、癌症、慢性呼吸系统疾病、糖尿病为主。

慢性非传染性疾病，简称慢性病，不是特指某种疾病，而是对一类起病隐匿，病程长且病情迁延不愈，缺乏确切的传染性生物病因证据，病因复杂，且有些尚未完全被确认的疾病的概括性总称。常见的慢性病主要有心脑血管疾病、癌症、糖尿病、慢性呼吸系统疾病，其中心脑血管疾病包含高血压、脑卒中和冠心病。慢性病的危害主要是造成脑、心、肾等重要脏器的损害，易造成伤残，影响劳动能力和生活质量，且医疗费用极其昂贵，增加社会和家庭的经济负担。

2015 年 4 月 10 日，国家卫生和计划生育委员会在例行新闻发布会上发布了《中国疾病预防控制工作进展（2015 年）》报告，用大量翔实的数据对新中国成立以来、特别是近 10 年来中国疾病预防控制工作进展作了回顾总结。报告称，慢性病综合防控工作力度虽然逐步加大，但防控形势依然严峻，心脑血管病、恶性肿瘤等慢性病已成为主要死因，慢性病导致的死亡人数已占到全国总死亡的 87%，此前为 85%，导致的疾病负担占总疾病负担的近 70%。

世界卫生组织相关报告显示，心脑血管疾病每年造成约 443 万人死亡，占疾病总死亡的 45%；癌症每年造成约 226 万人死亡，占 23%；慢性呼吸系统疾病每年造成约 108 万人死亡，占 11%；糖尿病每年造成约 19.7 万人死亡，占 2%。世界卫生组织调查显示，慢性病的发病原因 60% 取决于个人的生活方式，同时还与遗传、医疗条件、社会条件和气候等因素有关。在生活方式中，膳食不合理、身体活动不足、烟草使用和有害使用酒精是导致慢性病的四大危险因素。

领导干部队伍是一个特殊职业群体，承担着艰巨而沉重的社会责任，身体、精神都面临着巨大的压力。有文献研究结果显示，领导干部中存在各种急性与慢性疾病和心理障碍者占党政干部总人数的 80% 以上，且该比例呈逐年上升趋势。[①]

2. 亚健康状态

在现实生活中，处于亚健康状态的人数呈快速增长趋势，

[①]　蔡菊芳、杨芬芳、曹萍儿：《领导干部健康状况及生活方式现状调查及健康指导》，《护理与康复》2013 年第 12 卷第 6 期，第 528 - 529 页。

若用现代医学的手段去诊断，各项生理、生化指标基本正常，几乎查不出患有何病，但他们或多或少地存在生理或心理的不适，如体力欠佳、精神不振、睡眠不好、心烦头晕等。虽能坚持工作，但效率不高。如果能进行适当的调节，这些亚健康状态就会重新恢复为健康状态，否则，就由亚健康转化为疾病。因此，亚健康又称游离状态。

现实中，领导更容易处于亚健康状态或疾病状态。在中共广东省委保健委员会办公室的一组调查数据中，广东省直机关副处以上干部高血脂、高血压检出率分别高达 49.5% 和 34.6%，明显高于同龄的普通人群。领导干部除了令人羡慕的旧"三高"（学历高、收入高、保障水平高）外，又出现了新"三高"（血压高、血脂高、血糖高），大部分领导干部处于亚健康状态。

3. 健康状态

健康是每一个人都祈求的状态。只有健康了，才能信心百倍地工作和学习，才能更好地为社会、为自己、为家庭创造更多的财富，才能更好地享受生活。如果失去了健康，常年与疾病相伴，则身心痛苦，生命质量大打折扣，如果因为疾病造成了生命终结，更是一切化为乌有。

2015 年 10 月，党的十八届五中全会首次提出"推进健康中国建设"，"健康中国"上升为国家战略。事实上，"健康中国"已酝酿多年。"人民对美好生活的向往，就是我们的奋斗目标。"党的十八大以来，以习近平同志为核心的党中央，把人民身体健康作为全面建成小康社会的重要内涵，从维护全民健康和实现国家长远发展出发，身体力行、率先垂范，正在铺设一条以人民为中心的健康之路。

真正的健康是什么？世界卫生组织于1948年提出的关于健康的定义是："健康不仅为疾病或羸弱之消除，而系体格、精神与社会之完全健康状态。"世界卫生组织还提出了健康的10条标准：精力充沛，能从容不迫地应付日常生活和工作的压力而不感到紧张；处事乐观，态度积极；善于休息，睡眠良好；应变能力强，能适应环境的各种变化；能抵抗一般性的感冒和传染病；体重适当，身材匀称；眼睛明亮，反应敏锐，眼睑不发炎；牙齿清洁，无空洞，无痛感，齿龈颜色正常不出血；头发有光泽，无头屑；肌肉、皮肤富有弹性，走路轻松有力。

我们可以将自己的身体状况与上述标准对照，看看是否基本符合健康的要求，如果符合了，就是一个幸福的人。否则，即使没有明显的疾病出现，至少也是非健康状态。这样势必造成生活质量下降，工作容易疲劳困乏，免疫力越来越低，各种疾病则乘虚而入，如高血压、高血脂、心脑血管疾病、糖尿病、癌症等。

二、从生物模式到生物－心理－社会模式

人类对疾病及自身的认识过程，实际上也是人类对其心理活动的认识过程。这两种认识活动不仅在时间上是同步的，而且内容上密切联系、形式上相互影响，存在着极为紧密的关系。例如，早在《黄帝内经》中就已经有了关于心身关系的大量论述，提出了"七情致病""形神合一""精血神气""精神内守，病安从来"等重要思想。

1. 生物医学模式

"医学模式"是一个重要的理论概念，它可以勾画出医学科学总的特征。简单来说，医学所处理的问题是健康和疾病，因此，医学模式的不同，对健康和疾病的看法也不同。目前占统治地位的是"生物医学模式"（biomedical model），它立足于生物科学尤其是分子生物学，认为疾病完全可以用偏离正常的可测量的生物学（躯体）的变量来说明。

生物医学模式重视疾病的生物学因素，并用该理论来解释、诊断、治疗和预防疾病以及制定健康保健制度。其基本特征是把人看作单纯的生物或一种生物机器，即只注重人的生物学指标的测量，忽视病人的心理、行为和社会性，认为任何疾病（包括精神病）都能用生物机制的紊乱来解释，都可以在器官、组织和生物大分子上找到形态、结构和生物指标的特定变化。

生物医学模式容易导致医患关系疏远。它只从生物学的角度和还原方法分析研究人，就会忽视人的心理、社会因素；关心病人、了解病人的伦理观念也就淡漠了，医患关系不如从前，在某种程度上倒退了。比如，病人去医院看病，医生为了探求发病因素，往往把病人的排泄物、病理组织标本等，孤立地进行检验，作为整体的活生生的人的形象则完全消失了，医生只看到病人的体液和细胞，而病人的社会、心理因素被完全忽略或遗忘了。这样，病人与疾病就被分割了，医生变为了"治病"的医生，而不是"医人"的医生了。

随着社会经济的发展、科学和医学本身的发展，越来越显示出生物医学模式有着很大的缺陷，必须转变为"生物-心理-社会医学模式"（bio-psycho-social medical model），才能保证未来医学和医疗保健事业的更好发展。这一转变，不仅是一个理论问题，而且是一个迫切的现实问题，对于医疗保健事业的规划、医学教育的改进、医院职能的扩展、医学科学研究的组织等等，都有着很大的实践意义。

2. 生物－心理－社会医学模式

现代生物－心理－社会医学模式是一种正在形成并逐步被越来越多的人所接受的一种医学模式。这种将心理、社会因素作为健康的一个重要因素的观点，早在1948年世界卫生组织对"健康"一词的定义中就有了明确的表述。这就说明，在心理和社会与疾病的关系上，我们早就已经有了十分明确的认识。但是，将生物、心理、社会三个因素结合起来作为一种新的医学模式专门提出来并加以充分的论述，是以美国纽约州罗彻斯特大学精神和内科教授恩格尔（Engel）于1977年在《科学》杂志上发表的《需要一种新的医学模式——对生物医学模式的挑战》为标志的。此后，这种观点受到了越来越多的专家和学者的认同，逐步得到了医学界和心理学界接受。

生物－心理－社会医学模式的主要思想是把人理解为生物的、心理的、社会的三种属性的统一体，人的健康和疾病不仅是生物学过程，而且有心理和社会的因素，要从生物、心理、社会相统一的整体水平来理解和防治疾病。它主张在已有生物医学的基础上，加强对心理和社会因素的研究和调控。生物－心理－社会医学模式在更高层次上实现了对人的尊重。不仅重视人的生物生存状态，而且更加重视人的社会生存状态。从生物和社会结合上理解人的生命，理解人的健康和疾病，寻找疾病现象的机理和诊断治疗方法。医生不仅要关心病人的躯体，而且要关心病人的心理；不仅要关心病人个体，而且要关心病人的家属、关心病人的后代、关心社会。恩格尔指出，为理解疾病的决定因素，以及达到合理的治疗和卫生保健模式，医学模式必须考虑到病人、病人生活在其中的环境以及由社会设计来对付疾病的破坏作用的补充系统，即医生的作用和卫生保健制度。简而言之，就是说医生除了要考虑疾病本身，还要考虑病人的心理状况和生活的社会环境。

3. 两种模式的不同

生物－心理－社会医学模式与以往的生物医学模式相比较，内容上已经发生了以下方面的变化：

（1）提高了健康的标准。新的医学模式对健康的标准由原来的"无生理、躯体疾病"扩展为"一种身体上、心理上和社会适应功能上的完好状态"。这样就必须从生理、心理、社会适应功能三个方面共同来界定健康的状况，而不仅仅是没有疾病。

（2）改变了医患关系。原有的医学模式强调的是医生的技术权威和主导作用，患者必须严格地遵循医生的指令和无条件地配合医生的治疗，医患之间是一种简单的"命令—服从型"关系。新的医疗模式将医患之间的关系建立在平等合作的基础上，强调了患者自身的潜能发挥和自我的调节作用，推行"以患者为中心"的人本主义疗法，双方是一种"平等—合作型"关系。

（3）深化了对疾病的认识。近50年来，由各种心理因素引起的心身疾病已经成为严重危害人类健康和导致死亡的主要原因，在许多发达国家综合医院的住院及门诊病人调查统计中，约有1/3为心理疾病，另有1/3为心身疾病，而单纯的躯体性疾病只占剩余的1/3。这些情况说明，疾病的产生并不仅仅是"生物和生理因素作用的结果，而是生物、心理和社会环境相互作用的共同结果"。

（4）拓展了治疗方式。随着各种心身疾病的不断增多及抗生素的滥用造成的各种耐药菌的迅速增多，原有的单一的生物医学模式已经不能适应现代医疗发展的要求，因此，在治疗过程中必须重视各种致病因素，采取心身同治的原则综合治疗。

三、身心失调则生病，身心合一则健康

心理健康与身体健康是相互依存、相互促进的。心理健康是身体健康的精神支柱，身体健康是心理健康的物质基础。俗话说，"笑一笑，十年少；愁一愁，白了头"。心理健康能促进身体健康，反之，心理处于不健康的状态，则会导致一些身心疾病的发生。主要包括两个方面：

一是情绪与健康。早在 2000 年前，中国古代医学家们就发现了人的情绪与健康有着重要的关系，七情"喜、怒、忧、思、悲、恐、惊"是疾病发生的致病因素，总结出"七情过度百病生"的说法，认为人的情绪过度发生变化，就会引起阴阳失调、气血不和、经脉阻塞、气机紊乱。古代医书《黄帝内经》中也说"怒则气上、喜则气缓、思则气结、悲则气消、恐则气下、惊则气乱"，也就是"喜伤心、怒伤肝、忧伤肺、思伤脾、恐伤肾"，《黄帝内经》还特别强调"心者，五脏六腑之主也，故悲哀忧愁则心动，心动则五脏六腑皆摇"。就是说大脑作为人的中枢神经系统，一旦受到过度的精神刺激，产生强烈而持久的情绪波动，就会通过神经和内分泌系统，对全身各

个系统和器官产生明显的影响。比如人们常有这样的体验：大喜临门，人们就会因为高兴、兴奋而睡不着；忧虑悲伤的时候，就会食不甘味；受到惊吓的时候，晚上睡觉就会做噩梦。这些体验就是因为人的大脑受到情绪的影响，神经系统和内分泌系统对人的机体产生影响，使人的心跳加快、血压升高、汗腺分泌增多或肠胃功能发生紊乱。

中国古代养生学家嵇康说过，"养生有五难：名利不去为一难，喜怒不除为二难，声色不去为三难，滋味不绝为四难，精神虚散为五难"，这说明生色利欲、喜怒无常、斤斤计较、患得患失、精神虚散等心理状态，对身体健康有很大损害。

现代医学研究也证明，情绪的强烈波动会扰乱人的大脑功能，引起机体内环境的失调，从而导致疾病。长寿学者胡夫兰德（Hufeland）指出："在对人的一切不利的影响中，最能使人短命夭亡的是不好的情绪和恶劣的环境。"据英国一项研究表明，250 名癌症病人中有 150 人在发病前曾在精神上受过严重的打击，进一步研究发现，不少癌症病人患病前曾有过长期不良情绪刺激或遭受过重大的情绪打击，得出结论"不良情绪是癌症细胞的催活剂"。

二是性格与健康。现代医学实践证明，性格开朗、活泼、直爽、乐观的人不易得病，即使得了病也会好得快，容易康复。性格暴躁、容易激动的人，易患高血压、冠心病等。性格内向、忧郁、消沉、多虑的人，易患胃溃疡、神经症，容易提前衰老。性格内向、经常压抑自己的愤怒和不满的人，易患癌症。性格忧郁的女士比性格开朗的女士易患乳腺癌。性格的不同也影响着疾病的发展变化，如性格乐观开朗的人，得病后容易康复，甚至有的癌症患者因性格乐观开朗，不经治愈而自行痊愈。性格反映一个人的心理状态，心理的变化可通过内分泌和免疫机制影响人的生理功能和抗病能力。所以，性格特征既可以作为致病因素，成为许多疾病的发病基础，又可以改变疾病过程。因此，古希腊哲学家希波克拉底说："了解什么样的人得了病，比了解一个人得了什么病更为重要。"

通过上面两个方面，我们能清楚地认识到，人的心理与人的健康有着重要的联系，因此在平时就要注意控制我们的情绪，使我们的情绪能够保持稳定、心态保持平衡、心情保持平静。不狂喜，不大怒。还要注意性格的培养锻炼，努力优化我们的性格，乐观开朗，宽容豁达，积极向上，才能减少患病概率，加快疾病康复。

四、身动心动，健身健脑：
心理神经免疫机制

心理神经免疫学（psychoneuroimmunology，PNI），是研究心理、神经、免疫系统之间的联系的学科。1974 年，美国纽约州罗彻斯特大学心理学家罗伯特·艾德（Robert Ader）做了一个古典制约学习的实验，获得了一个突破性的发现。在实验中，罗伯特·艾德试图让老鼠将加了糖精的水和反胃产生联结，而糖水本身是无害的。实验第一天，他同时喂老鼠糖水并注射环磷酰胺（cyclophosphamide，一种会引起反胃的药剂）。接下来的几天，他喂老鼠糖水但不注射环磷酰胺，并记录老鼠喝糖水的量。那些老鼠本来都很年轻力壮，但几天后，它们却开始生病和死亡。环磷酰胺是免疫抑制剂，除了可以引起反胃，同时也会抑制免疫系统的作用。实验发现，原来老鼠不止将糖水和反胃产生联结，同时也将糖水和免疫系统的抑制联结在一起了。这是个惊人的发现，因为一直到那时候为止，医学上仍然认为大脑和免疫系统是两个独立自主的系统，不可能如此互相影响。罗伯特·艾德和罗彻斯特大学的免疫学家柯恩（Cohen）博士合作，进一步探索受到行为制约的免疫系统抑制。他们两人杰出的实验成果，终于使得 PNI 成了一门重要的学科。

后来罗伯特·艾德和一位小儿科医学家欧尼丝（Olness）博士合作，将 PNI 应用在人类身上。一名叫作玛拉蒂的 13 岁女孩，她患了严重的狼疮，这是一种自体免疫性疾病。为了抑制这个小女孩体内自我毁灭的免疫系统，医生们决定用环磷酰胺进行治疗。然而环磷酰胺是有毒的，为了控制剂量以减低中毒的危险，PNI 医生们同时给她服用鱼肝油，由于不确定她较容易受到嗅觉或味觉的制约，所以也让她闻一闻玫瑰的香味。在如此配合使用过三次之后，医生们开始只用单纯的鱼肝油和玫瑰香味，而不用任何的药剂来与环磷酰胺交替使用。因此在六个月的时间中，玛拉蒂只使用了六次环磷酰胺，然而她好转的情形和完全使用环磷酰胺所可能达到的效果相同，这样的结果是令人振奋。

科学家们相信了神经系统和免疫系统会交互作用后，他们随即开始寻找生理上的联结。经过不断研究，在 1975 年发现第一个体内的天然麻醉药"内啡肽"（又称"脑内吗啡"）。此外，荷尔蒙也是会和免疫系统"说话"的化学物质，它具有帮忙调节体内活动的功能。如肾上腺在面对压力时所释放的皮质类固醇已经证实会减低抗体和淋巴球的数量及威力，为了因应内在的压力，个体的免疫系统会做出一些反应。而心理神经免疫学则有别于个体对内在压力的反应，它是一门研究个体因应外在压力的反应的研究领域，重在探讨心理社会历程与神经、内分泌、免疫系统活动之间的关系。

PNI 也强调个体心情状态对免疫系统的影响。例如，有一个关于免疫系统的研究：研究者邀请96名男性报告他们日常生活中正向与负向的事情。在报告之前，要求每位受试者吃下一颗含有白蛋白的胶囊，再测量他们每日的唾液以得知每日的免疫反应之强度。研究结果发现，令人愉悦的生活事件会带来较强的免疫反应；令人不愉悦的生活事件会带来较弱的免疫反应。这个研究也说明了，人的心理情绪及信念与免疫系统彼此相依，互相影响。

动静相宜，运动是良医

如果有一个处方能预防糖尿病、高血压、肥胖等数十种疾病，你是否想得到这样的处方？回答是肯定的。我们说的这个处方就是运动处方。运动是预防和治疗疾病不可缺少的一部分，是一种有效的低成本干预策略，投入不是很大，获益成倍增加。下面，我们就谈谈"运动是良医"的9个理由，也可以称为坚持运动的九大好处。

1. 运动可以提高心肺耐力

运动可以改善心血管和呼吸功能，可以改善最大摄氧量，提高肺活量，提高运动时某些症状、体征出现的阈值。简单来说，运动可以使心肺耐力提高。比如上五楼，有人觉得很轻松，有人觉得喘不上气。前者心肺耐力水平高，后者心肺耐力水平低。通过运动可以明显改善心肺耐力。如果每天30分钟中等强度运动，坚持两周，两周前后上楼梯的费力程度就会不一样。而心肺耐力对各种疾病的发生和早期死亡有着非常显著的影响。

心肺耐力包括心脏功能、肺脏功能、血液运输氧气的能力和肌肉利用氧气的能力。我们通常会说，一个人与健康相关的身体素质好与不好有五方面，包括心肺耐力、肌肉耐力、肌肉力量、柔韧性和身体成分。在与健康相关的身体素质中，心肺耐力的权重占50%。

研究发现，无论在哪个年龄段，只要心肺耐力比较高的人群或者说中等的人群，其死亡人数都远远低于心肺耐力水平低的人群。人不可能不得病，如果心肺耐力水平比较高，得了病，被治愈的概率、生存下去的概率，比心肺耐力水平低的人要多得多。在斯蒂文·布莱尔的研究中，根据吸烟、收缩压大于140毫米汞柱、胆固醇大于240毫克/分升三个危险因素的多少，将整个人群分为三个组，死亡人数最多的都是心肺耐力水平低的组。在有两三个危险因素这组，心肺耐力水平比较高的人死亡率比没有任何危险因素，但心肺耐力水平比较低的人还要少。

2. 运动可以改善冠状动脉机能

运动可以降低冠状动脉疾病危险因素，延缓动脉粥样硬化的发展。冠状动脉危险因素有静坐少动、高血压、血脂异常、高血糖、肥胖等，运动对以上5种危险因素均有改善作用。

3. 运动可以降低血压

降低安静时的收缩压和舒张压，减少运动中血压升高的幅度，减少运动中的血压波动。一次10分钟以上、中等强度有氧运动后可使收缩压降低10~25毫米汞柱，舒张压下降10~15

毫米汞柱。运动的降压效果，最长可以持续22个小时。运动当中血压是升高的，越是不运动的人运动中血压升高幅度越大，波动幅度也越大。这种情况对血管的冲击是比较大的。常年运动的人，可以减少运动中血压升高的幅度和血压波动。这是一个潜在的好处。所以适当运动可以预防高血压，缓解轻度高血压，与药物共同治疗轻中度高血压。

4. 运动可以降低血脂

运动有明显的降血脂的作用，可以改善脂代谢。对血脂的改善要长期坚持，比如有氧运动每周30分钟以上，坚持三个月以后血脂会有明显的改善。坏胆固醇沉积在动脉壁，促使粥样动脉硬化的发生，而好胆固醇会把沉积的坏胆固醇清理掉。运动可以降低坏胆固醇，升高好胆固醇。

5. 运动可以缓解糖尿病发生

运动可以延缓或阻止糖尿病的发生。当一个人肚子变大，屁股变小、腿变细时，实际是腹部脂肪增加、肌肉减少，形成了糖尿病体质特点。一项研究发现，通过12周的有氧运动，60%以上的糖尿病前期人群血糖可恢复正常。运动可以减少身体脂肪，增加肌肉质量，增加胰岛素敏感性，延缓或阻止糖尿病发生。对于糖尿病前期的人群不加干预几年后可能发展为糖尿病。著名的大庆糖尿病研究证明，调整生活方式，尤其是运动可以阻断糖尿病前期人群发展为糖尿病。

6. 运动可以控制体重

一般来说，坚持每天中等强度运动一个小时，吃的东西没有增加，久而久之体重就会减少。每天每分钟以110～120步的速度走一小时，就可以消耗300～450千卡的热能，相当于一个大馒头的热量。但是如果吃的东西比不运动时增加了，减肥效果会受到影响。比如因为天气比较热，运动结束后回家喝一大瓶冰镇啤酒，600 毫升的啤酒的热量是 420～460 千卡，此时运动减重就没有效果，体重反而可能增加。

7. 运动可以降低疾病死亡率

适当运动可以降低多种疾病发病率和死亡率。在预防疾病发生的过程中，适当运动起了非常重要的作用：可以降低冠状动脉疾病死亡率，降低合并心血管疾病、中风、二型糖尿病的发病率。对于已经得病的人，可以使病人的功能水平保持最大化。运动可以改善睡眠，提高生活质量，减少精神压力，增加自信心，增加合作、协作能力，预防治疗抑郁症。

8. 运动可以改善老年人生活质量

运动可以增强老年人的体质和独立生活能力，增加工作、娱乐和生活能力，减少老年人摔倒或因摔倒而受伤的风险。预防或缓解老年人的功能受限，增强许多老年人慢性疾病的疗效。最新科学研究表明，常年坚持适当运动可以减缓脑萎缩，增加大脑灰质，减少老年认知障碍或者老年性痴呆发病率，延缓衰老。国际上有一项大型研究表明，经常运动的人可以延缓衰老 9 年左右。

第二章

领导干部工作特点与健身运动选择

王局长是山东某市的一位领导干部，他年轻时是一个热爱运动健身的人，在大学时还代表过系里参加长跑、羽毛球等比赛。但自从参加工作后，他的主要精力都放在完成工作任务以及加强学习上，每天在忙完工作后只有短暂的时间用于锻炼。成家后，王局长用于健身的时间也越来越少。由于工作认真踏实，没过几年，王局长就升调到其他部门。然而，和之前工作的部门不同，这个部门的工作常常需要处理突发性的应急事务。

领导干部们已经习惯了某种表态性的工作方式——动不动就是"白+黑""5+2"。在这样的工作氛围下，王局长一直处于长期无休的状态，也挤不出时间去健身锻炼。久而久之，王局长的体型变得越来越臃肿，前不久年度体检结果显示他的血压和血脂都有些偏高，这让他感到很无奈。

此时，中共山东省委印发的一份文件引发了王局长的关注。这份文件除了进一步提出"破格提拔""物质奖励"等激励措施外，还明确要求各级领导干部带头落实带薪休假政策，文件中提到，各级领导干部要带头做到"应休尽休"。

在上级政策文件要求下，王局长所在部门的加班情况有所改善。在工作和健身之间的时间冲突缓解后，王局长也打算在处理好公共事务之余，约上几个同事去打羽毛球。在重新开始健康锻炼一段时间后，王局长感到身体素质逐渐提高。

一、领导干部的工作生活特点与健身方式

1. 领导干部的工作生活特点

在中国，除党和国家领导人之外，省部级、地厅级、县处级、乡镇科级以上在领导岗位上的干部，统称为党政领导干部。各级领导干部是中国特色社会主义现代化事业的骨干，领导干部的健康情况也因此受到社会的普遍关注。担负着党和人民事业重任的广大干部是怎样工作、怎样生活的？是否如那些流行的描述："吃三睡五干十六，五加二，白加黑"？

针对这样的问题，中国社会科学院政治学研究所曾经开展了一项"县处级领导干部日常工作生活观察"的研究，对162名县处级及以上领导干部的生活向度观察数据进行统计和分析，结果显示：基层县处级领导干部的工作生活总体上呈现出了"忙、重、累"的特点。他们在是否为党政"一把手"、是否为党委常委等方面表现出明显的差异。主要表现是党政"一把手"较其他领导干部更忙、更累，党委常委领导干部比非党委常委领导干部要忙等。

（1）工作强度较大，"一把手"尤甚。统计显示，调查对象总体平均每工作日工作时间为9.5个小时，超过了国家法定时长，与社会上对干部工作强度的一般印象比较吻合。干部加班是常事，甚至周末的一些活动实际上也具有"变相工作"性质。特别是党政"一把手"工作时间更长、负担更重。书记、市长周工作时长平均为55.08小时，平均每工作日为11小时。常年如此工作，不少领导干部感到身心疲惫。除工作时间比一

般领导干部更长之外，"一把手"工作、生活呈"一少三多"特点：休闲少，会议多、出差多、陪同多。

党政"一把手"较其他领导干部休闲时间少，每周用于休闲保健的时长也存在显著差异，党政"一把手"每周的休闲保健时长显著少于其他领导干部。

（2）"案头"工作多，"现场"工作少。调查发现，领导干部的工作方式多以室内工作、案头工作为主。"研究工作""会议""调研出差""批阅文件"四种工作方式，占周工作总用时的62%，而"走访慰问""接待来访""谈话""调研"四种，需要到达现场，以及需要与群众或下级打交道的工作方式，占周工作总用时的20%左右。由此可见，县处级领导干部总体的工作方式，在一定程度上呈现出"三多三少"现象：室内时间多，室外时间少；与文件打交道多，调查研究少；和上级、同级打交道多，与下级和群众打交道少。更值得注意的是：领导干部"走访慰问""接待来访""谈话"一共占他们周工作总用时的5%，似乎更显得偏少了一些。

（3）不同干部群体之间差异明显。我国基本国情之一是：发展不平衡，地区差异大。这样的国情在县处级领导干部日常工作生活中也有所体现。在全国的东西南北所选择的不同市县，因经济社会发展水平、地区文化等方面的差异，领导干部的工作生活状况及特点也呈现出了一定的差别。在保健休闲方面，领导干部随着学历的升高，其用于保健休闲的时长呈现倒"U"形趋势，并表现出显著的差异性。不同地区领导干部之间的生活差异大，东中西部的领导干部的家庭生活时间和睡眠时间分配各有不同。[①]

（4）普遍人际压力大，孤独感强烈。领导干部作为一个特殊且非常重要的角色群体，面临着多重压力源，如工作负荷压力源、竞争加剧压力源、人际关系压力源、机制滞后压力源，以及来自社会舆论、社会监督、社会评价等方面的无形压力源等。在这些压力源中，人际关系压力源的问题显得比较突出。所谓人际关系压力源，顾名思义，即指在处理人际关系方面所带来的心理压力。在现实生活中，许多领导干部感叹："现在做官太累。有时候并不是因为工作有多忙，而是各种人际关系太复杂，处理起来太伤脑筋。"

无论是上级领导还是基层干部，都必须既协调好与上下级之间的关系，又协调好与群众之间的关系，还要处理好与亲朋好友之间的关系。在处理这上下左右、方方面面的关系时，稍有不慎，就可能出现人际关系紧张的问题，从而形成庞大的压力源，考验领导干部的心理承受能力。

社会上一些别有用心的人千方百计和领导干部拉关系、套近乎，通过各种手段与途径和领导干部成为所谓的"亲密朋友"，他们所看中的就是领导干部手中的权力，时机一到，他们就会提出各种各样的要求。不为其办事，就会得罪他们，被他们认为不讲义气，甚至会受到他们的威胁和恐吓；为其办事，就有违原则，甚至会触犯党纪国法。这也使得许多领导干部压力倍增。[②]

---

① 中国社会科学院政治学研究所课题组：《县处级领导干部日常工作生活状况观察》，《学习时报》2011 年 10 月 17 日，第 5 版。

② 王艳：《基于人际关系压力源视角的领导干部压力管理探析》，《领导科学》2014 年第 29 期，第 36 – 37 页。

在普通群众眼里，领导干部似乎是高高在上的，没有任何烦恼的。然而，正所谓"高处不胜寒"，领导干部在工作中的压力无处排解时，有时既得不到亲朋好友的理解，也无法毫无防备地与朋友推心置腹。长此以往，领导干部在工作生活中的孤独感愈发强烈，心理健康问题也易发多发。

2. 领导干部的主要健身方式

一项针对广州市的机关干部调查发现，广州市机关干部经常参加体育健身的较少，参加体育健身的场所较多地集中在公共体育场馆和单位体育健身场所，参加最多的体育健身项目是散步、乒乓球和跑步，参加体育健身的主要形式是单位组织的体育健身。调研发现，齐齐哈尔市机关干部参加体育锻炼的项目主要选择步行，且主要在公路街道进行；经常参加体育锻炼的人数很少，偶尔进行锻炼的人数比较多；在锻炼中主要与朋友、同事、家人或个人锻炼为主；没有时间是制约机关干部参加体育锻炼的主要因素。在机关干部中，40 岁以上的中老年人占绝大多数比例。进入中老年，领导干部身体和生理都发生很大的变化。综上所述，我们可以总结出由于领导干部工作繁忙，健身时间普遍较少，且健身方式偏向于参与单位组织的健身活动，个人健身运动较少。

二、领导干部运动健身的意义

身体是革命的本钱。身体健康是幸福的根本，是每个人的期望。作为单位的精英、家庭的顶梁、学习的模范，领导干部特殊的社会角色，使他们的身体健康显得更为重要。

1. 增强领导干部体质，提高健康水平

运动健身能提高领导干部的身体素质。在现代化建设的浪潮中，同等条件下，身体素质越好，所具备的工作活力越高，个人能力也就相对越高。现代高科技的办公模式，可以让人们享受到足不出户就能掌控一切的便利，但这种办公模式也带来了很多的健康问题。因此，领导干部在繁忙的工作中，应坚持"走出去、动起来"，通过长期的运动健身，从根本上改变自身日益变差的身体素质。只有身体素质不断提高，领导干部才能显得精明强干，充满工作活力，在紧要关头才能站在工作的第一线，为人民和社会更好地贡献自己的力量。

2. 防治疾病，提高领导干部生活质量

领导干部是国家的财富、社会的栋梁，如果他们生命力强，便能为社会发展做出巨大贡献。但如果他们的健康过早出现问题，便会给个人和社会事业的发展造成不可估量的损失。据研究分析，领导干部英年早逝甚至猝死的原因并不在于贫困，91%以上的因素在于自我导致的危机，其中长期缺乏必要的运动健身就是一个的主要原因。不能等"红灯"亮起才想到"亡羊补牢"，因此运动健身要从现在做起，从今天做起。经科学家研究与实践证实，运动健身可以优化人体生命系统形态结构和整体生理功能，提高生命力。长期坚持运动健身可以使人的寿命延长 4～10 岁。[①] 为了全面建设社会主义现代化国家，为了实现自身价值，为了家庭幸福美满，领导干部更应把运动健身作为对自己的一项新的重要要求坚持下去。

---

① 杨芬芳、蔡菊芳、孙飞：《206 名领导干部生活方式病及影响因素调查》，《中国农村卫生事业管理》2013 年第 33 卷第 5 期，第 532－533 页。

3. 促进心理健康，提高学习工作效率

运动健身能改善领导干部的心理素质。最近几年，领导干部因工作压力而造成心理问题，甚至轻生的案例屡见不鲜，究其原因多在于其心理素质过低而导致。在一般人看来，领导干部拥有令人羡慕的职业和社会地位，不用为生计发愁，但为什么却有着比平常人更多的烦恼？探其原因，一方面，心理素质变差和身体素质变差息息相关。这一点我们不难理解，很多人都会因为自己的健康状况出了问题而导致心理上无法接受这一现实，特别是对于领导干部而言，他们一般对自身要求较高，如果健康出现了问题就会直接影响到自身的重要工作，因此一时之间心理上也会出现问题。另一方面，领导干部由于身份和地位的不同，无法像一般人一样寻求心理发泄的途径，烦恼和压力多压抑于内心，无法及时疏通。长此以往，便严重影响了心理健康。然而，领导干部却忽视了运动健身对于释放心理压力、调节心理问题、提高心理素质方面的重要作用。据科学研究显示，人的身体里有一种激素，叫作"内啡肽"，也被称为"快乐因子"，顾名思义，它就是人类快乐的源泉。而运动健身之所以能缓解心理压力，提高心理素质，正与"内啡肽"有关。当运动达到一定量时，身体产生的内啡肽能愉悦神经，甚至可以把压力和不快统统带走。这就是为什么我们常说适当的运动可以消除疲劳，使全身得以放松、心情得以舒畅，有助于学习工作效率的提高。

三、精力管理与领导干部健康

现代社会正处于"压力的年代"。作为领导干部更因为主观、客观、社会等因素承受更大的压力。压力管理的实质是精力管理、人生管理。唯有很好地管理好自己的精力，才会拥有良好的心态、健壮的身体、精彩的人生。精力被定义为一个人工作的能力。人的精力起源于生理、情绪。

对于领导干部而言，每天都有大量的工作任务需要完成，这些任务往往需要投入大量的时间和精力，在保证工作时间的前提下，如何更好地管理有限的工作精力，使之更好地分配到不同的工作任务中去，从而能高效、健康、快乐地完成工作？精力管理是一个新兴的概念，核心思想是一天中可以支配的时间是固定的，可以调动的精力却是可以分配的。

对于精力管理，我们需要认识几个基本的事实。一是精力是一个人高效工作的基础。缺乏精力的时间投入大多是低效甚至是无效的，只有在旺盛精力基础上的时间投入才能发挥出时间的最大价值。二是在一定范围内一个人的精力是有限的。尽管不同的人在精力上可能有所差别，但对每个人来说，精力都是有限的，不存在可以一直保持精力旺盛的人。如果在一件事上耗费的精力过多，在剩下的其他事情上耗费的精力就会自然减少。三是精力是可以提高和拓展的。如同我们在肌肉锻炼中所做的一样，每次在精力使用中的极限突破和休整恢复都会使精力变得更强。四是精力的四个来源分别是体能精力、情感精力、思维精力和意志精力。

1. 领导干部如何拓展自身精力

随着年龄的不断增长，领导干部的精力会减退。然而，通过运动锻炼和提高，领导干部往往也能突破自身的精力极限，焕发生命的"第二春"。

拓展精力首先需要充沛的体能，体能精力是精力的基础。呼吸和进食是增进体能精力的重要手段。三次一组吸气、六次一组呼气可以使体能、思维和情感平复下来，达到激发精力的效果，对领导干部而言，调整呼吸是随时随地可以做到的提高精力的方式。在进食上，为了将体能最大化，需要达到一个进食的平衡——不感到饥饿也不感到撑胀。此外，多喝水也是提升精力的好方式，相较于咖啡、茶等饮料，白开水更能使人长期保持旺盛的精力。在第七轮中美经贸高级别磋商中，国务院副总理刘鹤就提到，咖啡和茶能提神，但兴奋劲儿一过去，人反而容易疲倦，不如白开水保持体能。

在充沛的体能精力的基础上，为了更好地使自身达到最佳工作水平，领导干部必须在日常的工作生活中更好地管理自身的情感，更多地去调动积极愉悦的情感，控制负面消极情感。工作场所积极健康的人际关系可以带来积极的情感精力，积极的人际关系包括付出与回报、倾诉与倾听、珍视他人和被人同等珍视。对领导干部来说，常态化的谈心谈话或许是增进情感精力的好方式。在与下属的谈心谈话中，领导干部可以扮演倾听者、鼓励者等多种角色，不仅可以帮助别人调动积极情感，也能在一定程度上调动自身的积极情感。此外，与家人的深度交流也是提升情感精力的方法之一。不少领导干部由于工作繁忙，忽视了与家人的情感投入，疏远了家人，淡薄了亲情。实际上，抽出一定的时间与家人度过，从家人处获得的积极情感体验能够使领导干部在其他时间更加全身心地投入工作。

与体能、情感类似，思维精力同样是精力的重要来源。保持专注和乐观是思维精力的关键，思维精力同样需要休息和再生。对领导干部而言，思考是日常工作中再正常不过的一件事，但同样会耗费人巨大的精力，如果思维精力得不到有效的恢复，就会影响人的决策和判断。领导干部要学会在放松中思考，给大脑一定的放松时间。当一个问题难以解决时，不妨出去走一走，或者放空大脑小憩一会，往往能达到"蓦然回首，那人却在灯火阑珊处"的效果。

精力的最深层次、最丰富的源泉就是意志精力，它是人内心最深处的价值取向，是超越个人的精神动力。对领导干部来说，理想信念就是最大的意志精力，就是取之不尽、用之不竭的精力宝库。习近平总书记指出，对马克思主义、共产主义的信仰，对社会主义的信念，是共产党人精神上的"钙"。[①] 当前，面对繁重的改革、脱贫、环保等工作任务，没有理想信念的支撑，领导干部是坚持不下去的。只有始终保持赤子之心，不忘初心，继续前进，才能获得源源不断的精神动力，才能找到永不枯竭的意志源泉。

总的来说，领导干部拓展精力、保持旺盛精力首先需要充沛的体能，其次是要保持积极的情感和乐观的思维，最后是要坚定理想信念。

2. 领导干部如何通过精力管理实现劳逸结合

人不是机器，不能24小时高负荷地工作，如果工作的强度

---

① 习近平：《在纪念陈云同志诞辰110周年座谈会上的讲话》，《人民日报》2015年6月有13日，第2版。

超过人的身体和精力承受能力，最终只能导致不好的工作结果。如同人每天要睡眠休息一样，精力也需要休整和恢复，适度的休息会带来更高的效率，达到事半功倍的效果。

对领导干部来说，往往工作是"做不完的"，在工作中很难找到合适的休息时间。因此，领导干部需要学会充分利用碎片时间见缝插针地休息。在对世界顶级网球运动员的心率监测中发现，在得分的间隙，他们能够将自身的心跳降至每分钟20次，通过这种高效的体力恢复机制，世界顶级网球运动员能够在极短的时间内完成精力再造。而普通选手整场比赛的心率都停留在较高的水平，身体很难支撑下来。领导干部要学会利用会议间隙、工作间隙甚至是讲话间隙进行休息，积少成多，让精力得到及时恢复，才能更好地进行长时间"战斗"。

每工作一定的期限，就要将自己从工作中完全解脱出来一段时间。不少领导干部由于工作责任重，即使在休假期间，也要随身带着手机，遥控指挥，远程工作，这样不利于精力的完全恢复。对领导干部而言，难得能够有一段休假的时间，因此，在休假期间，更需要全身心地从工作中解脱出来。除了一个紧急联系方式外，领导干部在休假期间应该切断与工作相关的一切联系，放空自己，享受假期，最大程度将长期紧绷的神经放松下来，最大化达到休假效果。

四、睡眠管理与领导干部健康

睡眠的生理作用表现在巩固记忆、促进脑功能发育、促进体力与精力恢复、促进生长、增强免疫功能、保护中枢神经系统等。"缺少睡眠和日间思睡，都会对人体带来伤害。"上海长征医院神经内科教授赵忠新说，睡眠时间缩短会对人的记忆有所损害：睡眠时间每天大于 7~8 小时，记忆损害相关蛋白几乎没有沉积；睡眠时间每天介于 6~7 小时之间的，记忆损害相关蛋白沉积明显增加；每天睡眠时间少于 6 小时，痴呆相关蛋白则会成倍增长。赵忠新说，睡眠过多同样会引起记忆损伤。对 35 项内容的不同研究、近万人数据分析发现，每天睡眠超过 9 小时的人容易出现记忆衰退现象。对于领导干部而言，由于工作繁忙，无法保证正常的睡眠时间是影响他们睡眠健康的关键因素。①

近年来，以睡眠疾病为研究对象的睡眠医学作为一门新兴交叉学科，日益受到人们的重视，涉及呼吸、心脑血管、生物节律、基础研究、药物学、心理学、中医中药学、环境科学等相关领域。科学研究发现，睡眠不足会出现记忆力明显下降，伴随神经元细胞营养不良、萎缩乃至凋亡，与心脑血管疾病的发生有直接相关。近年来，随着领导干部工作压力的逐渐增大，失眠发生率也呈逐年上升趋势。多数失眠症患者为生理性失眠，据相关临床研究统计，约 40% 以上的失眠症患者在过去一年内都有不同程度的失眠症状。相比于生理性失眠，病理性失眠的危害更加严峻，高血压、糖尿病、冠心病是老年高发病，上述疾病会在不同程度上影响领导干部的睡眠质量和心理健康状况。

---

① 喻京英：《睡眠障碍——国人应重视的健康威胁》，《人民日报（海外版）》2019 年 3 月 30 日，第 9 版。

五、符合领导干部特点的健身方式选择

当前，领导干部有两大特点：首先，年龄上处于中年阶段，这个年龄段是一个承前启后的"门槛"，可谓是"多事之秋"。就个人事业而言，这个年龄段是"黄金年华"；但就生理机能而言，这个年龄段却是个"滑坡"的阶段。其次，工作上属于脑力劳动，这种工作性质是坐得多、动得少、用脑多，最易产生职业病。因此，领导干部在进行运动健身时必须从自身的特点出发，宜采用适量运动全面增强体质、促进身心健康，提高抵抗疾病的能力，增强生命力。

领导干部工作繁忙、压力大、个人时间少，因此，在健身方式的选择上也应该符合领导干部群体的工作和生活特点。一是要尽量能够利用碎片时间完成，二是要能够起到健身的效果，三是要能够陶冶情操，放松心情。

1. 有氧运动：跑步、游泳、骑自行车

有氧运动是指人体在氧气充分供应的情况下进行的体育锻炼，即在运动过程中，人体吸入的氧气与需求相等，达到生理上的平衡状态。简单来说，有氧运动是指强度低且富韵律性的运动。有氧运动除了主要由氧气参与供能外，还要求全身主要肌群参与，运动持续较长并且是有韵律的。对领导干部来说，有氧运动能锻炼心肺功能，使心血管系统能更有效、更快速地把氧输送到身体的每一个部位。有氧运动有很多种，其中效果最好，也最适合领导干部参与的是跑步、游泳和骑自行车。

跑步不需要借助任何工具，也没有太多的锻炼要求，但能

够牵动全身的骨骼和肌肉，十分适合领导干部健身选择。此外，英国剑桥大学的神经学家研究发现，在跑步的刺激下，大脑会生长出新的脑灰质，这种物质会对智力产生巨大影响。对大多数领导干部而言，跑步不仅锻炼身体，还能放松身心，往往酣畅淋漓地跑完一次步，就能将一切烦恼置之脑后。

游泳借助于水的浮力，不需要触碰任何钝物，是一种很安全的运动。游泳需克服水的阻力而非重力，肌肉和关节不易受损，能有效保护膝关节。游泳还能够锻炼身体协调能力，提高心肺功能。游泳也是很多党和国家领导人喜爱的运动，毛泽东同志就十分喜欢游泳，多次到长江中游泳，还留下了脍炙人口的《水调歌头·游泳》。

骑自行车能够增强下肢肌力和全身耐力，改善心肺功能，还能延缓大脑老化，提高神经系统的敏感度。骑自行车对颈椎病、腰椎间盘突出等也有很好的锻炼和康复效果。领导干部可以在上下班途中进行骑车锻炼，既不耽误平时工作时间，又起到了充分的锻炼效果。现任中国戏剧家协会主席、中国表演家协会副会长、中国电影家协会副会长、著名演员濮存昕就经常骑自行车上下班。

2. 球类运动：乒乓球、羽毛球、足球

世界上一共有 20 多种不同的球类运动，包括手球、篮球、足球、排球、羽毛球、网球、高尔夫球、冰球、沙滩排球、棒球等各式各类。这其中，有普及性高的，也有普及性低的；有对场地和工具要求高的，也有对场地和工具要求低的。对领导干部来说，由于自身社会角色和工作性质的要求，应当尽量选择普及性高、对场地和工具要求低的球类运动，如乒乓球、羽毛球、足球等。

乒乓球在中国普及性最高，也是中国的"国球"。乒乓球起源于英国，"乒乓球"一名起源自1900年，因其击打时发出"Ping Pong"的声音而得名。乒乓球跑动性大，技巧性强，对手腕、腰腹的力量要求高，可以锻炼全身的肌肉和关节组织，提高上下肢活动能力，发展反应、灵敏、协调和操作思维能力。乒乓球对工具和场地要求也不高，只需要一副球拍、一张球桌、一个乒乓球就能展开运动。而且，乒乓球运动量适中，没有身体的直接碰撞，安全系数高，对领导干部而言是一个极好的运动选择。十一届全国人大常委会副委员长韩启德就特别喜欢打乒乓球，据报道，每逢周三和周六，他一定抽出时间打打。

羽毛球是一项室内、室外都可以进行的体育运动，依据参与人数，可以分为单打与双打。现代羽毛球运动起源于英国格拉斯哥郡的伯明顿镇，伯明顿（Badminton）即成为英文羽毛球的名字。羽毛球的优点在于不仅可使运动者消耗多余热量，而且还可使运动者获得极大的乐趣，并且运动者不需要有完美的体形。羽毛球运动隔网对垒，可以避免身体碰撞时造成的不必要伤害，并且可快可慢、可张可弛，身体各部分协调运动，各肌肉得到充分锻炼。羽毛球同样对工具和场地要求低，只要有一块空地就可以进行羽毛球运动。英国前首相卡梅伦、布莱尔等不少国家领导人都是羽毛球的忠实爱好者。

足球有"世界第一运动"的美誉，是全球体育界最具影响力的单项体育运动。标准的11人制足球比赛由两队各派10名球员与1名守门员，总共22人，在长方形的草地球场上对抗、防守、进攻。足球对人的力量、速度、灵敏、耐力、柔韧等身体素质都有着不小的考验，经常进行足球运动可以活跃神经系统，增强身体各器官的功能，还可以培养锻炼人的意志力、判断力、责任感、机智果断、团结协作、拼搏进取等良好的品质。对领导干部而言，适当强度的足球运动既能锻炼身体，又能培养团结协作意识，还能增进与同事、下属之间的感情。习近平总书记就很喜欢足球运动，新华社刊发的中共中央总书记习近平人物特稿中，有这样一段话："在彭丽媛眼中，丈夫既是一个与众不同的人，也是一个普通的人。""他喜欢游泳、登山，爱看篮球、足球、拳击等比赛，有时也会在深夜看电视转播的体育节目。"

3. 传统健身运动：太极拳、五禽戏、八段锦

传统健身运动是中国自古流传下来的健身方法，比较有代表性的有太极拳（剑）、武术套路、五禽戏、八段锦等。它是通过呼吸调节、身心松弛、意念集中和圆滑徐缓等有节律的动作来达到健身祛病、延年益寿目的的锻炼方法。这种锻炼方法将身体的外部动作与内在的气血运行相统一，身体运动与卫生保健相结合，是深受中老年人喜爱的锻炼方式。领导干部大多35岁以上，适合运动强度不大、锻炼效果好的传统健身运动。

太极拳是国家级非物质文化遗产，以中国传统儒、道哲学中的太极、阴阳辩证理念为核心思想，集颐养性情、强身健体、技击对抗等多种功能为一体，结合易学的阴阳五行之变化及中医经络学、古代的导引术和吐纳术形成的一种内外兼修、柔和、缓慢、轻灵、刚柔相济的中国传统拳术。太极拳具有适应性和安全性两个特点，适合领导干部选择。太极拳动作柔和，速度较慢，拳式并不难学，而且架势的高或低、运动量的大小都可以根据个人的体质而有所不同，能适应不同年龄、体质的需要。太极拳松沉柔顺、圆活畅通、用意不用力的运动特

点，既可消除练拳者原有的拙力僵劲，又可避免肌肉、关节、韧带等器官的损伤性。既可改变人的用力习惯和本能，又可避免因用力不当和呼吸不当引起的胸闷紧张、气血受阻的可能性。领导干部可以在早起之后，进行一段时间的太极拳锻炼，既能起到锻炼效果，又可以提神醒脑，为上午的工作做好铺垫。

五禽戏是中国传统导引养生的一个重要功法。五禽戏发展至今，形成了不同的流派，各有特色。2001年，国家体育总局健身气功管理中心成立后，即委托上海体育学院迅速展开对五禽戏的挖掘、整理与研究，并编写出版了《健身气功·五禽戏》一书，于2003年由人民体育出版社出版发行。其动作编排按照《三国志》的虎、鹿、熊、猿、鸟的顺序，动作数量按照陶弘景《养性延命录》的描述，每戏两动，共10个动作，分别仿效虎之威猛、鹿之安舒、熊之沉稳、猿之灵巧、鸟之轻捷，力求蕴含五禽的神韵。习练虎戏能缓解颈肩背痛、坐骨神经痛、腰痛等症状；练鹿戏能够保健肾脏、缩减腰围、锻炼腰肢；练熊戏有健脾胃、助消化、消食滞、活关节等功效；练猿戏能够加强心肺功能；练鸟戏可调达气血，疏通经络，祛风散寒，活动筋骨关节，还能增强机体免疫力。

八段锦是中国古老导引术中流传最广、影响最大的一种。八段锦有坐八段锦、立八段锦之分，北八段锦与南八段锦、文八段锦与武八段锦、少林八段锦与太极八段锦之别，在我国深受广大人民群众喜爱。2002年，国家体育总局健身气功管理中心委托北京体育大学对立八段锦进行重新研究与整理，将之定名为"健身气功·八段锦"。八段锦练习时无需器械，不受时间和空间的限制，简单易学，安全高效，非常适合领导干部习练。八段锦具有改善循环、促进新陈代谢、理肺开胸、活络肝胆经络、潜降心火、疏通筋脉气血及疏解肝郁等效果。

链接：县委书记的健身之道

新来的杨书记来本县上任的第一天晚上，就穿着运动服到体育场跑了十几圈，边跑步还边主动向在体育场转圈的人们亲切地问候，看着热情的杨书记，有的人还跟着他一起跑了起来。杨书记之后又到体育场内的健身房健身，经常来健身房健身的人都惊奇于杨书记卧推深蹲的力量之大，说自己平时很少看到力量这么大的人，杨书记边健身还不忘和蔼可亲地和在场锻炼的人打招呼。

之后杨书记只要有空每天都会坚持来体育场健身，平易近人、阳光、健硕、精力充沛的县委书记一时成了街头巷尾热议的焦点，人们都为有一位健康又和老百姓亲近的县委书记而感到高兴，这件事自然也引起了媒体的关注，市报、市电视台纷纷报道"县委书记是健身达人"，"县委书记参与带动全民健身运动，全县掀起健身热潮"……

杨书记除了工作之余喜欢去体育场的健身馆以外，还将"公务自行车"推广到全县各机关单位。市民们每天早上都能看到杨书记骑自行车上班的身影。

在杨书记看来，公务自行车只是一个小小的创新，"锻炼身体，还能体现出我们干事创业的精神面貌"。推广公务自行车旨在锻炼身体和低碳出行，"机关单位相对集中，骑车方便，而且节能减排也是政府的一项约束性指标，机关干部应带头作出表率"。

杨书记表示，日常的健身锻炼，可以有效缓解公务工作中的疲劳与压力。每天上下班骑公务自行车，既合理利用了业余时间来锻炼身体，也拉近了与群众之间的距离，有助于群众工作的开展。

微信扫码

★提升领导干部
素质★加强党员
干部修养
另配文章资讯、
智能阅读向导

第三章

精力管理与领导干部健康

当前中国已经站在了新的历史起点上，面对十九大描绘的宏伟蓝图，领导干部将承担更加繁重的工作任务。领导干部的工作曾被很多人误以为是一个"闲职"，所谓"八点上班九点到，一杯茶水一张报"。事实上，这种情况只出现在少数部门的个别人身上。大部分基层干部的真实工作写照其实是："早上倒的水到下班才来得及喝上一口"。重要部门的主要岗位大多处于"5＋2"与"白＋黑"的工作状态，一些主要领导更是经常早出晚归，忙到半夜。领导干部常常面临这样的困惑：时间和精力都去哪儿了？面对纷繁工作，很多领导干部都感觉时间不够用，不知道时间和精力应如何管理。

一、领导干部的精神、体力与精力

精神是人的意识、思维活动和一般心理状态，良好的精神状态是领导干部做好一切工作的重要前提。毛泽东同志曾说："人是要有一点精神的。"邓小平同志也说过，没有一股气呀、劲呀，就走不出新路、好路。2016年，习近平总书记在参加十二届全国人大四次会议黑龙江代表团审议时也强调，要充分调动广大干部积极性，不断提升工作精气神。精神是领导干部干事创业的源泉，精神犹如发动机的燃油，燃油充沛，发动机才能动力澎湃。领导干部肩负发展一方、造福一方的重任，精神状态好，才能增强领导干部解放思想的勇气，凝聚科学发展的智慧，提高富民强国的本领。干部干部，干字当头，既要想干愿干积极干，又要能干会干善于干。干部的积极性从哪里来？就是从"精气神"中来。然而，现实中一些干部不缺思路缺干劲、不缺方法缺落实、不缺热情缺激情、不缺能力缺魄力，甘做太平官、慵懒官，有位不作为、有责不担当，"只要不出事，宁愿不干事"。凡此种种，根源就在部分干部"精神"不振。各级领导干部应始终保持良好的精神状态，以蓬勃朝气投身到社会主义建设的伟大事业中去。

体力是一个人身体在最大力量连续做功的情况下身体不断提供能量所能持续的量，健康的体力素质是领导干部干事创业的重要保障。领导干部是党和国家的宝贵财富，是社会主义建设事业的领头雁，是单位、部门的主心骨。而良好的体力和身体素质是领导干部萌发创新冲动、矢志追求卓越的活力之源和动力所在。目前，我国社会经济发展处于转型期，改革步入深水区，每前进一步，都要付出百倍努力。与此同时，群众对美好生活的追求期待有加，制度之笼又越扎越紧，问责越来越严厉，各项工作的开展难度不断加大。这不仅需要各级领导干部有良好政治素养、扎实岗位技能、务实工作作风，更需健康身体和体力作保障。身体是革命的本钱，没有良好的身体，无以胜任高强度工作。反过来，高强度工作又可能加重病情，令健康频亮"红灯"，造成恶性循环。近年来，由于大部分领导干部处于40~50岁之间，这个时期身体机能开始逐渐衰退，领导干部患病率不断升高。因此，领导干部只有具备良好的体力，才能在工作中充满生命的活力与积极作为的激情，不论面对的任务多繁重，面对的挑战多艰巨，都能自信自强，不甘落后，奋发有为，拥有干大事业的宽广胸怀和远大抱负，时刻牢记肩上的重任，以忘我工作的精神投身到为人民服务伟大事业的发展上。

精力，是精神和体力的综合，也是领导干部精准决策和成就事业的关键。保持良好的精力既是领导干部密切联系群众的需要，也是推动各项事业发展的根本要求。领导干部是上级决策部署的执行者，也是本地区、本部门干事创业的引领者，其精力状态直接影响工作状态。精力一旦集中作为，就会产生积极的效应。拿破仑把精力花在了战场上，他因此成了战无不胜的统帅；白求恩大夫把精力花在救死扶伤上，他因此被称颂为"毫不利己、专门利人"的人；钱学森把精力花在"为中国人争气"上，他因此获得了"导弹之父"的美称；焦裕禄、孔繁森、杨善洲、沈浩等"心里装着全体人民，唯独没有自己"，他们把精力花在为人民服务上，他们因此成了时代的楷模。心思用在什么地方，精力花在哪里，是一种境界，是一种品行，也折射着一个人世界观的高尚与否。拥有了这种品行，就会成为一个有用的人、一个高尚的人。反之，就会碌碌无为，成事不足败事有余，甚至会堕向深渊。这些年，党中央强力正风肃纪，重拳"打虎拍蝇"，落马的党员干部中，哪一个不是把精力花歪了？比如，有的挖空心思，把精力花在怎样贪图财利上；有的绞尽脑汁，把精力花在了吃喝玩乐上；有的变着法子，把精力花在了"上有政策，下有对策"上；有的拖着推着，把精力花在了"多一事不如少一事"上。凡此种种，精力不花在正道上，不花在阳光下，理想信念就会缺失，党纪国法就会淡去，道德伦理就能抛弃，以至于什么钱财都敢伸手要，什么坏事都敢做，什么权力都想揽，什么方法都敢用，什么大话都敢讲。作为领导干部，无论遭受多大考验，只要视信仰和宗旨为前程的灯塔，把心思和精力花在党的事业上，就能清清白白做人，干干净净为官，实实在在创业。

当今世界正处在大发展大变革大调整时期，当代中国开启了全面建设社会主义现代化国家新征程。现在，我国发展已经站在新的历史起点上，既面临前所未有的发展机遇，也面临前所未有的严峻挑战，可以说机遇大于挑战，要求全党必须紧紧抓住这一可以大有作为的重要战略机遇期。当前，改革已进入深水区、攻坚期，每向前推进一步，都会碰到复杂难题、触及深层次利益，各级领导干部必须有保持良好的精力，有那么一股子气、一股子劲，那样一种干劲，敢于面对各种风险和挑战，创造性地推进党的事业和中国梦的实现。唯有如此，我们才能紧紧抓住前所未有的历史发展重要战略机遇期，战胜前进道路上的各种困难、矛盾和风险，迈出改革开放和现代化建设的新步伐；才能凝聚全党和全国各族人民的力量，团结、带领全国各族人民把党中央的战略部署落到实处。

二、时间和精力管理理论

1. 有形的、无形的时间陷阱

曾经有这样一个故事：一个城市里的有钱人，到乡下收田租，到了佃农的谷仓，有钱人东看看、西看看，不知何时把自己的怀表弄丢了。有钱人心急如焚，于是翻遍谷仓，可怀表依然不见踪影。天色渐渐晚了，有钱人一脸失望的神情，但他仍不死心，便出钱雇全村的人，点着火把到处寻找。终于，他们在一个角落里发现了那只怀表。有钱人欣喜若狂，为怀表的失而复得沾沾自喜。然而，时间已是夜半子时了。这真是"得不偿失"。有钱人不但支付了大笔劳动报酬，而且更重要的一点，他找回的是怀表，丢掉的却是时间本身。作为领导干部，也会时常遇到类似的情况。时间并不顺从，也不会争辩，它总是不厌其烦以每分钟 60 秒、每小时 60 分钟的恒定步伐，滴答滴答地流逝。时间都浪费在哪儿了？

在时间管理中，人们把那些不被注意却又占用宝贵时间的事称为"时间陷阱"。通过一项调查，我们发现大多数人一天的时间大体是这样分配的。[①]

表 3－1　普通人的一天时间分配

事情	用时	事情	用时
睡眠	8.27 小时	上下班交通	0.73 小时
用餐	1.31 小时	阅读杂志	0.42 小时
琐事	0.55 小时	家事	0.26 小时
工作	7.34 小时	看电视、手机	2.51 小时
交际	0.39 小时	聊天	1.11 小时
休息	0.45 小时	娱乐	0.31 小时

看了这个调查统计表之后，可知用在琐碎和不重要事情上的时间是相当多的，在不经意之间，时光就流逝了。在日常工作当中，有时候领导干部一不小心就会掉入时间陷阱。常见的时间陷阱类型如表 3－2 所示。

表 3－2　常见的时间陷阱类型

有形的时间陷阱	无效的时间陷阱
接听电话	欠缺周详工作计划
打电话	不懂分辨轻重缓急

---

① ［美］吉姆·洛尔，托尼·施瓦茨：《精力管理：管理精力　而非时间　互联网＋时代顺势腾飞的关键》，高向文译，中国青年出版社 2015 年版，第 50 页。

（续表）

有形的时间陷阱	无效的时间陷阱
会议	不懂得拒绝
阅读文件、邮件	拖延
沟通不畅	犹豫不决
交通堵塞	不懂得授权
办公室政治	健康欠佳

　　试试看这个实验：把一台摄像机架好，将镜头对准你的办公桌。把摄像机打开，录下你的工作状况，然后把带子放出来看看。你一定会感到非常惊讶，你会看到自己在做白日梦、坐在桌前发呆、跟同事闲聊、打私人电话、喝咖啡、摸头发，做这些浪费时间、毫无效率的活动。当别人发现你在做这些事时，你不会觉得怎么样，你认为这是疏解压力所需的动作。录像带明明白白地显示出你可以在不增加压力的情况下，轻易地把这些浪费时间的动作去除掉。[①] 然而，在日常的工作和生活当中，其实存在着各种各样有形的和无形的时间陷阱，无时无刻不在吞噬着我们的时间和精力。

　　一旦不知不觉掉进时间陷阱，时间也就如同自由一样，不再属于自己。这些时间陷阱是如此普遍，如此司空见惯，以至于我们习以为常、见怪不怪、深陷其中而不觉其害了。作为领导干部，日常需要面临的时间陷阱可能更加纷繁复杂，严重影响了工作效率。因此，领导干部必须掌握高效利用时间的方法，有效识破浪费时间的陷阱。

---

　　① ［美］亚历克·麦肯齐、帕特·尼克森：《小心，时间的陷阱》，高玉芳译，中信出版社2012年版，第78页。

　　首先，应该制定每一天的工作计划。如果没有计划，当结束一天的工作之后，你会感到身心疲乏。假使一切的工作都能按照你的计划去实施，那你会发觉这一天过得特别有意义，而且是最充实的日子。结束这一天的工作之后，你的精神仍然是轻松愉快的。每个人都有兴趣偏好，喜欢做那些自己感兴趣的事，并乐此不疲。越是年轻人，这种偏好表现得越强烈。我们都可能有这方面的感受，当看到一本精彩的小说而入迷的时候会手不释卷，不顾其他；当棋迷棋兴正浓时会放弃本来打算要做的事。在工作中，如果有几件事摆在面前由我们选择，我们往往会选择自己感兴趣的事先做，有时候就忽略了它是否紧迫和重要。这些情不自禁的行为方式，常常使我们掉进陷阱，把该办的事情拖延下去，造成了工作上的被动。在我们生活中，大量存在的漫不经心的现象占去的时间是惊人的。比如，因为乱放东西，用的时候花费了很长时间才找到；因为记错了时间，耽误了该办的事；因为有一伙人在吵吵嚷嚷，不知道是干什么而凑上去看热闹；因为听到有两个人在谈论昨天的球赛，也去发表一下自己的看法；因为觉得快到下班时间了，已经干不了多少事，抽支烟、聊聊天罢了；因为下棋来劲儿，非要和对手见个高低，其他事早已置之度外；等等。我们的时间就是被这些习以为常的事所吞噬，我们的工作计划往往因此而一再往后推延。

　　其次，防止把工作看成例行公事。把工作看成例行公事的人，满足于应付差事，大量的时间也就在千篇一律般的程序中流逝了。例行公事中占时间较多的是公文处理。尤其大多数基层领导干部都会碰到纷至沓来的各类通知、简报、规定和资料等，使不少人整天忙于批阅、转办和划圈之中。只有采取果断的办法，区分轻重缓急，分类处置，对可办可不办的由别人去办；对可阅可不阅的，不去阅办；抓住重要的认真处理，对次要的则快刀斩乱麻，这样才会逃离"文山"，卸掉重压，以更多的时间去干更重要的事。我们一旦掉进例行公事的陷阱，就会被琐事缠身而不能自拔，不再是去主动地安排重要工作，而是被动地受零星事务所左右，最终会把忙忙碌碌当成自己的目标，忘记了追求效果。

最后，要跨越时间陷阱，就必须努力培养自我约束的能力，能抵抗兴趣偏好诱惑，哪怕正在进行的活动是如此令人愉快，应该结束时就要适可而止。消除情不自禁的行为习惯，提高自我约束能力，这是讲究时间运筹的关键。我们可以选择的是怎样使用自己的时间，而不是是否使用自己的时间，因为我们如果不使用自己的时间，它也将不复存在。① 运用时间管理规划工作，即使领导干部身处忙碌高压的工作中，依然能使工作井然有序，生活悠然自得。

2. 时间管理优先矩阵及策略

时间管理的工具很多，就看我们怎么使用。其实找到适合自己的才是最好的。做正确的事情，还是正确地做事？这其实对于我们来说往往是最重要的，而这些也使得我们的时间管理更加复杂，也在无意识之中带我们走进了时间管理的误区。那么究竟如何做才好？不妨使用时间矩阵来做一下判断。

时间管理优先矩阵（prioritization matrix）是一种新一代的时间管理理论，由著名管理学家科维提出。

---

① ［美］亚历克·麦肯齐、帕特·尼克森：《小心，时间的陷阱》，高玉芳译，中信出版社2012年版，第115页。

	紧急 ——————→ 不紧急	
重要↓不重要	A　重要　紧急	B　重要　不紧急
	C　紧急　不重要	D　不紧急　不重要

图 3 - 1　时间管理的优先矩阵图

他按照工作重要和紧急两个不同的程度进行了划分，基本上可以分为四个象限：既紧急且重要、重要但不紧急、紧急但不重要、既不紧急也不重要。这就是关于时间管理的"四象限法则"，具体的分类如下：

第一象限（紧急且重要的事）：在时间管理中排在第一位，这一类的事情具有时间的紧迫性和影响的重要性，无法回避也不能拖延，必须首先处理优先解决。如危机、有限期压力的计划等。第二象限（重要但不紧急的事）：在时间管理中排在第二位，这一象限的事件不具有时间上的紧迫性，但是它具有重要影响，对于组织发展以及关系的建立维护都具有重大的意义。如学习新技能、建立人际关系、改进产能、保持身体健康等。第三象限（紧急但不重要的事）：在时间管理中排在第三

	紧急 ——————→ 不紧急	
重要↓不重要	A　危机　紧急状况　有限期压力的计划	B　学习新技能　建立人际关系　保持身体健康
	C　某些电话　不速之客　某些会议	D　琐碎的事情　某些信件　无聊的谈话

图 3 - 2　时间管理重要性与紧急性示意图

位，如有不速之客，或者某些电话、例行会议等。第四象限
（既不紧急也不重要的事）：在时间管理中排在末位，第四象限
的事件大多没有时间的紧迫性，没有任何的重要性，如琐碎的
杂事、无聊的谈话等。

领导干部公务繁忙、日理万机，现代管理千头万绪、错综
复杂。面对繁重的改革与发展任务，作为领导干部必须学会工
作分类，必须学会要事优先，必须学会抓主要矛盾和矛盾的主
要方面。领导干部的时间和精力无法顾及时，一定要按照时间
管理优先矩阵学会取舍。眉毛胡子一把抓，鱼和熊掌同时兼
得，概率是很低的。现代领导干部重要的不是拥有，重要的是
放弃，这是领导艺术和管理智慧。必须抓大放小，切忌工作一
竿子插到底。注重工作排序有四项原则：一是重将来而不是重
过去；二是重视机会，不能只看到困难；三是选择自己的方
向，而不盲从；四是目标要高，要有新意，不能只求安全和方
便。依据工作事项的轻重缓急，领导干部处理事务的先后次序
应该是：首先要着力解决那些既重要又紧急的事情，其次要用
更多的时间和精力去做那些重要但不紧急的事情，再次要用少
量时间和精力去做那些紧急但不重要的事情，最后基本上不做
既不重要又不紧急的事情。

3. 工作生活平衡理论

在使命和责任交织的现代社会，领导干部经常会面临诸多
来自工作和生活上的角色压力和角色冲突，这些压力和冲突一
旦处理不好，不仅会降低领导干部的工作和生活满意感，且在
很大程度上会影响领导干部的工作效能。工作与生活平衡这一
理论首次进入研究领域是在 1986 年，早先对工作生活关系界面
的研究仅限于工作家庭方面，直到 20 世纪 90 年代，学者们才

意识到人的非工作领域不仅包括家庭生活，同时也可以包括其他活动。每个人的生理或心理上的资源是有限的，当个人的时间和精力不足以同时满足工作和生活两个角色的需求时，就会产生工作与生活冲突，需要进行平衡。工作生活平衡理论强调以最小的角色冲突达到工作和生活的最大满足感，即在实现工作生活平衡的过程中提高个体的主体性和总体满足感。① 如何在工作与生活二者之间取得平衡，化解二者之间的矛盾和冲突，是一些领导干部面临的难题之一。因此，领导干部要有善于演算"加减乘除"的领导艺术，正确处理工作和生活之间的关系，找到促进工作和生活关系共同健康和谐发展的平衡点。

（1）善于运用"加法原理"，加强沟通交流。"自己手握权力，亲人的请托要不要答应"，"自己工作繁忙，家庭成员的感情能不能兼顾"，这是困扰一些领导干部的现实难题。要解决这个难题，领导干部加强与家庭成员之间的沟通交流是关键。领导干部要适时地与家庭成员进行深入谈心交心，真心诚意交流沟通，推心置腹交换意见，把思想说通、把扣子解开、把顾虑扫清，让家庭成员充分理解领导干部秉公用权的职业道德，充分支持领导干部的工作，进一步在家庭成员和领导干部之间增进共识、促进共勉、形成共振。

（2）善于运用"减法原理"，减少矛盾冲突。"不讲人情世故，被家庭成员指责"，"缺乏对亲人的关照，造成家庭成员不满"，这也是领导干部要经常面对的问题。有时候，领导干部与家庭成员围绕工作和家庭关系难免会出现一些矛盾冲突。减

① 欧阳艳玲：《工作生活平衡研究述评》，《赣南师范学院学报》2014 年第 35 期，第 118 - 121 页。

少这些矛盾冲突，就需要领导干部坚持原则、端正态度、明确方法、区别对待。领导干部要坚持立身公正、立业在先的原则，端正实事求是、客观公正的态度，善于和家庭成员进行面对面、背对背、手把手的交谈交心，对家庭成员"错误的意见听情，反对的意见听因，刺耳的意见听理"。对家庭成员非法无理的不当诉求，要及时讲明道理制止；对家庭成员合法合理的正当诉求，也要适时帮助解决。

（3）善于运用"乘法原理"，释放正面能量。"责任太大，常常感觉如临深渊、如履薄冰"，"任务太重，往往枕戈待旦、夜不能寐"。领导干部手握权力，同时也背负着与此相对应的责任。面对权力和责任，领导干部要善于积极释放正面能量。具体来说，领导干部要有"功崇惟志、业广惟勤"的政治信仰，有"艰难困苦，玉汝于成"的政治追求，有"大事难事能担当、顺境逆境有胸襟"的政治品格，有"以党为命、以民为本、以天下为己任"的政治情怀，有"骐骥一跃，不能十步；驽马十驾，功在不舍"的政治坚守，焕发出"朝受命，夕饮冰；昼无为，夜难寐"的使命感和"抓铁有痕，踏石留印；善始善终，善做善成"的责任感。要经常向自己的家庭成员说明自己的抱负和追求，讲清自己的原则和操守，对他们进行积极向上的引导，使他们在理解自己的工作和理想中认同自己，进而支持自己。

（4）善于运用"除法原理"，消除负面压力。攀比、浮躁、焦虑、冲动、消极、抑郁这些负面情绪普通人有，领导干部也不例外。而且由于领导工作的特殊性，这些负面情绪在领导干部身上表现得会更加突出。领导干部不仅在工作中面临着巨大的压力，而且在家庭生活中还面临极大的困扰。面对双重压力，领导干部要善用"除法"消除工作和生活中的负面情绪，正确运用自己在工作和家庭生活中的"智商""情商""逆商"，善于用平均值做比较、求均分，将自己的快乐分派、智慧分用、喜庆分沾、目标分解、忧愁分担、成功分享，通过与家庭成员的交流互动，有效缓解压力。要通过正确运用"除法"，不断消除沉重的心理包袱，做到轻装上阵、轻步前行，使自己在家庭成员的真诚理解和真心支持中心无旁骛地投入到领导工作中去。①

三、领导干部时间与精力管理

1. 个人精力管理

领导干部是党和国家的宝贵财富，是国家的重要管理人才和栋梁之材。在领导干部的职业生涯中，他们所承受的职务、责任、高强度的脑力劳动、紧张的工作和社会活动，必须要求其具备健康的身体和充沛的精力。美国管理学大师彼得·德鲁克在他的经典著作《卓有成效的管理者》中多次强调了管理人员掌握把控自己时间的重要性。作为一名优秀的领导干部，必须学会科学的精力管理和高效利用时间，把主要时间和精力用在主要事情上，学会根据工作事项合理配置时间，充分发挥时间的效用，在生命长度既定的前提下努力去拓宽生命的宽度，只有这样才能确保领导工作卓有成效。

---

① 华靓：《领导干部平衡工作和家庭关系的"算法"》，《领导科学》2014 年第 7 期，第 36 页。

（1）部分领导干部在精力管理方面存在的问题。目前，一些领导干部在精力分配上存在着两个倾向的问题。第一个问题是：有的领导干部工作不分轻重缓急，在时间和精力配置上平分秋色，均等安排，工作重心不突出，眉毛胡子一把抓，大事小事全过问，面面俱到、事必躬亲、事无巨细，事事亲力亲为，其结果是业绩平平、碌碌无为、工作难以出彩。第二个问题是：有的领导干部虽然能够突出工作重点，但是不能兼顾一般，抓了点丢了面，抓住了局部丢掉了整体。常常表现为，在一个时期，时间和精力全部集中在上级部署和关注的工作事项上，但是忽略了组织发展中大量的基础性和常规性工作事项，严重影响了组织的整体建设和可持续发展。领导干部时间和精力分配失衡的成因，概括地讲属于领导方法欠缺和领导艺术不高，不能科学合理地分配自己的时间和精力。具体地讲原因有三：一是角色定位不准确，做了很多不该做的事情，分散了时间和精力；二是工作分类不到位，不懂得轻重缓急，不知道取舍；三是统筹兼顾不娴熟，顾此失彼，不善于整体谋划、系统推进和协调发展。

（2）领导干部加强精力管理的方法。良好的精力状况是领导干部履行职务、实现社会价值的基础和前提。如果领导干部的精力储备不够，纵然拥有再多的时间，也无法做到有效运用。只有拥有了旺盛的精力，才能让时间发挥出最大的价值，因此，领导干部必须掌握有效的精力管理的方法。

首先，要重视身体健康，不能因为工作忘记健康，健康是效率的前提。目前，很多领导干部因为工作繁忙都有疲劳、睡眠不足、时间不够用等通病。一定要有固定的时间运动和休养，加强身体锻炼，在疲惫的时候及时补充睡眠，从而不断提高身体素质和各项机能，改变不良生活习惯，这样才能在工作和社交中保持充沛的精力。

其次，应该学会合理膳食。精力的一个重要来源就是食物。对于领导干部来说，平日里应酬多、饮食不规律，就更应该注意饮食结构的合理与平衡。只有当食物种类足够"杂"，才能保证营养均衡。如今，"慢食主义"早已成为风行世界的一大时尚。它是人们对现代社会紧张忙碌、焦虑压抑等不健康的生活节奏的反思。"慢食"不只是说要慢慢品尝，更是一种懂得珍惜和欣赏的生活态度。慢食主义者建议每餐饭不少于30分钟，并且精心选择食材、精心烹调，就餐时集中注意力，充分感受食物的颜色、气味和口感，以此让人们在紧张的工作和生活中，保有一种乐观、积极和享受人生的情趣。

再次，要学会从不必要的应酬中脱身。现实社会中的各种应酬是必要的，适当的应酬会增进联系，加强感情，促进协调，推动工作。应酬是一种社会现象，有时是一种工作，领导干部无法避免它，特别是对外应酬。应酬给上级和下级都带来了不同程度的负面效应，因此减少不必要的对外应酬，无论对上级领导，还是对基层干部都刻不容缓。对领导干部个人来说，交往应酬要适度。对于部门与部门、上级与下级之间，在交往中不必过于讲究。对一些不必要的应酬，该减的要减，该推的要推，切莫被应酬缠身，误了工作，坏了风气，损害了形象。领导干部要以"常修为政之德，常思贪欲之害，常怀律己之心"的执政理念，做到权为民所用、情为民所系、利为民所谋。领导干部与其忙于一些不必要的交际应酬，为寒暄和面子殚精竭虑，还不如静下心来读点书，既利于身心健康，又利于事业发展。领导干部每天穿梭在"文山会海"之间，弄得身心疲惫。挤出时间坚持学习，来减少不必要的对外应酬，是一举两得的必备良药。[①]

最后，做好时间规划。要统筹兼顾，保持时间上的弹性，合理分配单位工作、学习、休息的时间，做到劳逸结合，把握好工作节奏。也要善于使用零星的时间，通过工作规划的调整，把零星时间集中起来使用。不少领导干部在工作中感到时间不够，主要是缺少整块的时间来干一些重要的事情。其实把零星的事情凑在一起，如一个下午可以先后安排开两个会，这样就可能节约出另外半天的时间。人们在工作中最容易浪费的就是零星时间，做好时间规划，把零星时间凑整使用或做好工作安排。

2. 团队时间管控

领导干部人员要想有效地做好团队时间管控，必须做到以下方面：（1）做好角色定位。一个领导干部，会不会当？当得怎么样？受不受欢迎？能不能卓有成效地实施领导？其先决条件是必须切实解决好角色定位问题。所谓角色定位，也叫职位认知，通俗地讲就是三句话：第一，我是谁？第二，我应该做什么？第三，我将如何去做？习近平总书记多次强调，领导干部要履行好管班子带队伍的重要职责。彼得·德鲁克也曾精辟地说过类似的话："管理者一要做对事，二要用对人。"领袖和大师的观点如此高度契合，这就给各级领导干部准确进行自我定位提供了指导。做自己应该做的事情是领导艺术的真谛所在。领导干部要明确自己在团队中的角色，要延伸自己的工作

---

① 李小三：《领导者的时间管理》，《中国青年》2011 年第 12 期，第 64 –65 页。

思路，学会指挥和领导，要吸收优秀的人员到团队工作，充分发挥他们的积极性。常规事情交给团队成员和下属去做，腾出更多的时间去思考战略和策略方面的事，用更多的时间去做一天中重要的事。

（2）善于授权。善于授权是众多政界、商界人士提高工作效率的秘诀之一。特别对于职位高、责任大、任务重的领导干部来说，事必躬亲不可取，学会授权才是优化管理、缓解压力的法宝。授权源于充分的信任。这种充分的信任不可能凭空而来，没有条件的信任肯定会给你带来更多麻烦。充分信任应该建立在双方的了解、默契与共识的基础上。领导者要了解被授权者的工作能力、人格特点、价值取向，同时约定授权事项的预期成果、应遵守的规范、可用的资源、责任的归属以及明确的奖惩。领导者要有耐心，逐渐培养下属使用授权的能力和技巧。当前政府职能已从"无限"转变到"有限"，领导干部也应树立起"有限政府"的理念，探索出一条既能减轻负担，又能提升绩效的管理模式。只有分工明确，才能跳出窠臼。坚持不让具体事务缠身，着眼全局、把握重点、长于指导，把主要精力放在抓落实上。领导干部在具体事务上尽量超脱一点，跳出具体事务的圈子，落实工作。做到统而不揽，即先从宏观上理清思路，紧紧抓住带方向性、根本性、长远性、基础性的工作不放，再从微观上透视规律，科学安排，把握重点和节奏，实施正确指导。

（3）在团队中树立时间是一种资源的意识，增强时间成本的观念，高效开展各项团队工作。比如一项工作可以半天完成的就不要花一天时间，可以开短会解决的事情，就不要开长会，一些领导长篇累牍的讲话，召开"马拉松式"的会议，就是既不尊重别人时间，也没有时间成本效应观念的表现。领导干部要意识到让"会议缩水"，节约的不仅仅是自己的时间，而是大家的时间。如一个单位有 50 个人，领导干部如果一个月中将会议压缩了 4 个小时，就一下节约出 200 个小时，留下的时间可以让下属更好地完成具体工作。

3. 克服拖延效应

工作拖延并非少数人的不良习惯，当我们心情不好、情绪糟糕或想法消极时往往都倾向于工作拖延、懈怠甚至导致更严重的工作倦怠症等。拖延症是一种明知道会影响自己做事的效果或者自身做事的态度，却仍然自愿推迟既定事项的行为。拖延是无声的"时间杀手"，是最严重的浪费行为，常常使人陷入"拖延—低效能—情绪困扰—更加拖延"的恶性循环中。一些领导干部，常常把今天该做的事情推到明天，一拖再拖，直到要完成任务的期限快到了，才开始着急工作，甚至还为自己没有按照计划实施而编造理由等如此做法，不仅会影响到个人的发展，而且会影响到整个团队的士气和整体服务水平。作为领导干部，要成功战胜工作拖延、懈怠等不良习惯，重燃工作激情。

（1）必须坚定正向价值理念引导，树立主动改变拖延的决心和节约时间的意识。成功改变的一个最重要的前提条件是要坚定信心，立志改变。即你改变的意愿强烈与否，决定了你是否能够战胜拖延症。就像我们常说的，你无法叫醒一个装睡的人，因为他不愿意醒来。而只要你愿意，改变便能从此刻开始。

（2）合理安排时间，制订有效的计划，加强工作跟进与监督。以时间为单位，将需要处理的工作或问题列成清单。对于工作周期比较长、工作量比较大的任务，可以对任务进行分解，事先设计一些阶段性的目标考核任务，以保证工作的进度。对于一般性的工作，在时间允许的情况下，可以采取一种随机抽查的方式了解工作的进度，进行督促检查。

（3）进行良性的心理暗示。当处理问题遇到困难时，要对自己做自我催眠，进行心理暗示。告诉自己：问题总是要解决的，即使现在逃避了，早晚还是要面对的，而且拖的时间越久，问题就会变得越严重。通过良性心理暗示的方式避免逃避，直面困难，加快工作推进。

四、领导干部精力管理训练策略

1. 内化使命、明确目标

使命感是我们的精神火种和动力源泉，也是我们的精神食粮。领导干部只有内化使命、明确目标，真正深刻地关心自己所做的事，认为自己所为真的有意义，才能做到全情投入，这是由内向外生发的动机，这种对于事物的渴望能鞭策行动。领导干部应该明确自身的使命目标定位，对自身的使命有正确的认识和解读，清楚使命和岗位责任的区别和联系，确定使命的发展性、廉洁性和人民性，树立契约观念、民主意识、公共精神、服务意识，要主动促进由使命向担当的转化。各级领导干部尤其是中青年干部要坚持和树立正确的工作观、事业观、政绩观。立足本职，践行使命。坚持把马克思主义的人民立场作为根本立场贯彻到推进伟大事业的实践中去，坚持一切为人民、一切相信人民、一切依靠人民，全心全意为人民谋利益。

要把坚定人民立场当作工作的标尺、思想的坐标、前进的指南。只有对于使命的理性自觉，领导干部才能真正地认识到自己的责任，认清自己担当的角色，把职责提升为使命，将使命的践行外化为领导力的运作，促进各项工作合理、高效地开展。

2. 正视现实、付诸行动

领导干部要敢于正视现实、敢于正视问题、敢于修正错误。如果一个人不能意识到自己的精力管理是存在问题的，自然没有办法针对性地采取有效行动。任何一种理念、工具和方法，如果不付诸行动，就没有任何实际意义。这也是为什么很多人觉得"自己学会了很多道理，却仍然无法过好这一生"。而付诸行动最好的方法是高度细化、科学设定训练计划，而不是依靠自制力，因为自制力的局限在于每一次自控都会耗费有限的精力资源。

3. 建立习惯、贵在有恒

领导干部精力管理成功的秘诀不是超常的信念和自律，而在于好习惯的力量。所有表现卓越的人都依靠积极的习惯管理精力和规范行为。正如亚里士多德所说："我们每一个人都是由自己一再重复的行为所铸造的。"习惯是有效的精力管理工具，可以协助我们完成任务，帮助我们将价值观和优先级融入生活各方面。建立积极的习惯，抵消主动意愿和自律的局限，因为习惯是自发产生的，不需要消耗意志的精力。为了确保持久的变革，一次只作一项重大改变，30～60天的周期可以养成习惯。习惯成就人生，高效表现从培养各种习惯开始。因此，领导干部要培养持之以恒的良好习惯，确保精力的消耗与更新达到有效的平衡。

4. 恢复积极情绪和精力

心理学的相关研究发现，积极情绪会让一个人浑身都充满活力，而消极情绪则会耗尽一个人的精力。因此，领导干部要在日常工作和生活中，学会调节自己的积极情绪，获得正面情感，培养良好的心理弹性及韧性，不被个人消极情绪及想法束缚，积极响应外部环境变化及工作挑战，为效能提供动力。在专注投入精力战胜工作挑战、持续做出价值贡献过程中，那些消极懈怠、推诿拖延的情绪垃圾和心理负能量自然会冰消瓦解。同时在持续激情奋斗、敬业付出中，全面提升乐观坚韧的心态。有了强大内心和坚定的正向价值观作支撑，我们就有勇气和能力迎接更大工作挑战，做出更大工作贡献。

链接：文山会海中的领导干部精力保持术

一段时间以来，基层干部部分时间陷入了一些无谓的事务，为文山会海所累，为名目繁多的督查检查所累。基层干部常常这样形容自己的工作境遇："上面千根线，下面一根针。"要想让这根针落地，先得把上面的线捋清。搞定上面的每根线，分别去参加部门会议、学习相关政策，这要用掉 1/3 的时间；上传下达地写材料报告、部门沟通与走程序再用掉 1/3 的时间；那剩下的 1/3 总应该可以用来"务实"了吧？好不容易有了时间解决实际问题，又发现还要用 1/3 的时间去翻文件，寻找政策依据，再用 1/3 的时间与相关部门"扯皮"，最后的 1/3 时间才可腾出来解决"实际问题"。文山会海是官僚主义、形式主义的"老大难"问题，不仅增加行政成本、浪费公共资源，而且耗费了基层干部解决群众的实际问题与困难的时间和精力。习近平总书记明确表示，这些问题既占用干部大量时间、耗费大量精力，又助长了形式主义、官僚主义。他态度坚决地说："这种状况必须改变。"

那领导干部如何在文山会海中保持好良好的精力，高效完成工作呢？第一，要力戒形式主义、官僚主义，聚实干之力，从文山会海中解放出来。领导干部要既善谋全局又善治一域，从自己做起，从本地区、本部门做起，少发文件、少开会，讲短话、讲解决问题的话。领导干部要意识到让"会议缩水"，节约的不仅仅是自己的时间，而是大家的时间。第二，基层干部重在解决群众实际问题，更应当恪守习近平总书记"三严三实"，将主要精力放在联系服务群众之上，务求实效，让百姓满意。上级领导机关也应切实考虑基层实际情况，精简文件会议，因地制宜，取消一些让基层干部群众看不懂、难完成、没意义的文件会议，让他们的主要精力放在群众身上，才能让他们踏实地践行群众路线。第三，要彻底改变浮在表面、惟文惟会的习惯方法，着眼抓大事，抓主要矛盾，解决重大的经济和社会发展问题，切实把上级精神和基层实际紧密结合起来，提出有创造性、可操作性的贯彻意见和措施。广大干部要立足岗位，改变心浮气躁的精神状态，树立敢担当的精神，切实克服形式主义。要事不避难、义不逃责，大胆探索，埋头苦干，真正做出经得起人民和历史检验的业绩。第四，要跟上时代发展步伐，及时掌握和运用现代化的科技手段，全面应用信息技术进行事务性管理，提高工作效率。如政府推行电子政务，利用互联网技术推行无纸办公。

第四章

睡眠管理与领导干部健康

凌晨三四点，其他人都已经酣然入睡，静谧的夜空下，却仍有一些人辗转难眠。他们想尽各种办法入睡，身体也已极度疲惫，可精神却仍旧亢奋，没半分睡意。有调查表明，有70%的领导干部每天工作都在10小时左右。在超负荷工作的情况下，一些干部处于持久压力应激状态，其中部分会因生理和心理持续紧张而引起一系列症状，比较常见的有睡眠障碍、情绪障碍，以及身体莫名疼痛和消化道功能紊乱。身心压力过大的干部可能会产生工作倦怠、主动性减退、自我评价低等感受，进而引发失眠。领导干部应明晰产生睡眠障碍的问题源头，学习多种技巧，从多方面改善自身的睡眠质量。

一、熬夜、失眠症与睡眠障碍

1. 熬夜

熬夜是一种现代生活经常发生的现象，是一种危害人的身体的不良习惯，可导致一些疾病，降低效率。熬夜会损害身体健康，因为人体肾上腺皮质激素和生长激素都是在夜间睡眠时才分泌的，前者在黎明前分泌，具有促进人体糖类代谢、保障肌肉发育的功能；后者在入睡后方才产生，既促进青少年的生长发育，也能延缓中老年人衰老。故一天中睡眠最佳时间是晚上10时到凌晨6时。人体有一个正常的生物钟，如果经常性熬夜就会使得生物钟紊乱，长此以往就会出现疲劳、精神不济。熬夜的人群交感神经一直处于兴奋状态，大脑无法好好休息，长此以往就会导致头晕、头痛以及记忆力减退等，还会诱发神经衰弱及失眠。其实，人脑中有个生物钟，如果没有外界的提示，是以 25 小时为"睡眠—觉醒"生物周期的，而昼夜是以 24 小时为一周期的，这就要求我们的生物周期要按照一昼夜 24 小时的周期来，我们每天到了晚上 10 ~ 11 时，就不得不赶紧睡了，并不是困得不行，而是不马上睡第二天就起不来了，或者即使勉强起来，上班的时候也会打瞌睡。可是，只要第二天是周末或休息，不需要按时起床，我们就倾向于晚睡。但习惯性地晚上 12 时以后入睡，即习惯性熬夜，对身体则非常有害。

2015 年 1 月 12 日，习近平总书记在中央党校第一期县委书记研修班学员座谈会上，回忆起自己担任县委书记的往事，称自己当时常熬夜生病，并告诫大家不要熬夜。熬夜严重危害身体健康，降低免疫力，影响睡眠质量，而且引发各种疾病。美国疾病预防与控制中心人口卫生部门的专家进行了一项新研究，研究中选取了约 5.4 万名成年人，年龄在 45 岁以上，结果发现，与每天睡眠 7 ~ 9 个小时的人相比，睡眠时间太短的人患上冠心病、脑卒中等疾患的概率较高。[①] 香港大学的一项研究发现，当小白鼠被剥夺睡眠 7 天后，胃部的血流量会减少 15%，胃黏膜也有 30% ~ 50% 的损伤。反映到人身上则意味着缺乏睡眠易导致胃黏膜受损，从而易患上消化性溃疡病。美国一项研究发现，人体生理反应的节奏跟昼夜交替一致，一旦这个节奏被破坏，人体免疫系统的抗病能力就会降低。同时熬夜的人容易多做噩梦，损害大脑，记忆力下降。美国"趣味科学"网报道，《睡眠与生物节律》杂志刊登的一项新研究发现，睡觉太晚更容易做噩梦。研究中，土耳其科学家调查了 264 名

---

① 杨璞：《专家解读熬夜十大危害新发现》，《中国中医药报》2015 年第 7 期，第 22 页。

大学生的睡眠习惯，并利用睡梦焦虑指数测量了其噩梦发生频率。结果发现，习惯熬夜的参试者睡梦焦虑指数平均达到2.10，习惯早睡的参试者只有1.23。瑞典乌普萨拉大学的一项研究发现，整晚没睡的受试者，其脑部的化学物质神经元特异性烯醇化酶（NSE）和 S－100B 蛋白呈上升趋势，而它们都是脑部损伤的标记物。实验结果显示，拥有良好睡眠，对于维持脑部健康是至关重要的。常熬夜会让人记忆力下降、反应迟钝，头痛、失眠等也都会出现，这是因为熬夜造成大脑神经"加班"，而神经疲惫的结果就是消极"怠工"，造成脑神经慢性损伤。[①]

2. 失眠症

根据中华医学会神经病学分会睡眠障碍学组制定的《中国成人失眠诊断与治疗指南》，将失眠症状定义为"指患者对睡眠时间和（或）质量不满足并影响日间社会功能的一种主观体验"。常常表现为入睡困难、睡眠质量下降和睡眠时间减少，记忆力、注意力下降等。《中国成人失眠诊断与治疗指南》制定了中国成年人失眠症的诊断标准：失眠表现入睡困难，入睡时间超过30分钟；睡眠质量下降，睡眠维持障碍，整夜觉醒次数大于等于2次，早醒，睡眠质量下降；总睡眠时间减少，通常少于6小时。每个人都经历过失眠，但未必达到失眠症的诊断标准。引起失眠的原因主要包括外部环境的改变、生活习惯被打乱、身体疾病影响、服用药物或其他物质导致以及心理问题或心理疾病的引发等。通常，人们更容易看到和治疗躯体疾

---

① 杨璞：《专家解读熬夜十大危害新发现》，《中国中医药报》2015 年第7 期，第22 页。

病而忽视了心理问题。

领导干部长时间压力过大或精神过劳，使神经系统长期处于紧张状态，脑内释放的兴奋物质过多，损伤了机体正常的睡眠功能而引发失眠。少数领导干部在日常工作和生活当中入睡困难、睡眠不深、易惊醒、早醒、多梦，醒后疲乏或缺乏清醒感。但却白天思睡，严重影响工作效率。一般进入睡眠的潜伏期延长，睡眠时间缩短，在入睡过程中生理性觉醒增多，主要表现：轻者入睡困难，睡眠中易醒，并难以再次入睡；清晨过早醒来。重者彻夜难眠，常伴有头痛头晕、神疲乏力、心悸健忘、心神不安、多梦等，患者常对失眠感到焦虑和恐惧。

3. 睡眠障碍

睡眠障碍是睡眠量不正常以及睡眠中出现异常行为的表现，也是睡眠和觉醒正常节律性交替紊乱的表现。医学上认为，睡眠障碍包括了"睡不着、睡不醒和睡不好"三大类90余种睡眠疾病，严重影响人们的健康水平、生产安全和生活质量。除了常见的失眠症，睡眠障碍还包括睡眠呼吸暂停综合征、不安腿综合征、快速眼动睡眠行为障碍、周期性肢体运动障碍、夜间呻吟等疾病。中国科学技术协会睡眠呼吸科学传播首席专家郭兮恒认为，睡眠障碍最主要的诱因和精神心理有关系。要想获得高质量的睡眠，一定要调整心情，放松心态，以及养成有规律的作息。[①]

睡眠障碍可由多种因素引起，常与躯体疾病有关，包括睡眠失调和异态睡眠。目前，很多人都患有睡眠方面的障碍或者

---

① 张景行:《睡眠医学进展》,《中华保健医学杂志》2006 年第 8 期, 第 6 - 8 页。

和睡眠相关的疾病，中国新闻网调查数据显示，超过 3 亿中国人有睡眠障碍。据世界卫生组织调查，世界范围内约 1/3 的人有睡眠问题，中国有各类睡眠障碍者约占人群的 38%，高于世界 27% 的比例。[①] 临床表现有：一是睡眠量的不正常。可包括两类：一类是睡眠量过度增多，如因各种脑病、内分泌障碍、代谢异常引起的嗜睡状态或昏睡，以及因脑病变所引起的发作性睡病，这种睡病表现为经常出现短时间（一般不到 15 分钟）不可抗拒性的睡眠发作，往往伴有摔倒、睡眠瘫痪和入睡前幻觉等症状。另一类是睡眠量不足的失眠，整夜睡眠时间少于 5 小时，表现为入睡困难、浅睡、易醒或早醒等。失眠可由外界环境因素（室内光线过强、周围过多噪音、值夜班、坐车船、刚到陌生的地方）、躯体因素（疼痛、瘙痒、剧烈咳嗽、睡前饮浓茶或咖啡、夜尿频繁或腹泻等）或心理因素（焦虑、恐惧、过度思念或兴奋）引起。一些疾病也常伴有失眠，如神经衰弱、焦虑、抑郁症等。二是睡眠中的发作性异常。是指在睡眠中出现的一些异常行为，如梦游症、梦呓（说梦话）、夜惊（在睡眠中突然骚动、惊叫、心跳加快、呼吸急促、全身出汗、意识错乱或出现幻觉）、梦魇（做噩梦）、磨牙、不自主笑、肌肉或肢体不自主跳动等。这些发作性异常行为不是出现在整夜睡眠中，而多是发生在一定的睡眠时期。例如，梦游和夜惊，多发生在正相睡眠的后期；而梦呓则多见于正相睡眠的中期，甚至是前期；磨牙、不自主笑、肌肉或肢体跳动等多见于正相睡眠的前期；梦魇多在异相睡眠期出现。

---

① 王昊飞：《对睡眠认识的四大误区》，《祝您健康》2014 年第 9 期，第 43 页。

二、失眠种类、原因及危害

1. 失眠的种类

失眠是缠扰领导干部的一个多发性疾病，是一种持续的睡眠质或量令人不满意的生理障碍。按照失眠时间的长短可以分为短暂性失眠、短期性失眠和慢性失眠。

（1）短暂性失眠（小于一周）：大部分的人在感觉到压力、刺激、兴奋、焦虑时，生病时，至高海拔的地方时，或者睡眠规律改变时（如时差、轮班的工作等）都会有短暂性失眠障碍。这类失眠一般会随着事件的消失或时间的拉长而改善，但是短暂性失眠如果处理不当会导致慢性失眠。短暂性失眠主要治疗原则为间歇性使用低剂量镇静安眠药或其他可助眠之药物如抗抑郁剂和保持好的睡眠卫生习惯。

（2）短期性失眠（一周至一个月）：严重或持续性压力，如重大身体疾病或开刀、亲朋好友的过世及严重的家庭、工作或人际关系问题等可能会导致短期性失眠。这种失眠与压力有明显的相关性。治疗原则为短期使用低剂量镇静安眠药或其他可助眠之药物如抗抑郁剂和行为治疗（如肌肉放松法等）。短期性失眠如果处理不当也会导致慢性失眠。

（3）慢性失眠（大于一个月）：慢性失眠的原因是很复杂的且较难去发现，许多的慢性失眠是多种原因合在一起所造成的。可能造成慢性失眠的原因如下：身体方面的疾病会导致失眠；精神疾患或情绪障碍而导致失眠；用药物、酒精、刺激物或毒品等而导致失眠；有睡醒周期障碍或不规律而导致失眠；

睡前小腿有不舒服的感觉或睡觉中脚会不自主地抽动而导致失眠；睡觉打呼、不规律的呼吸或其他呼吸障碍而导致失眠；原发性失眠等。症状至少持续 3 周以上，部分慢性失眠患者由暂时性失眠延续而来，另一些是由于躯体化焦虑状态所致，如忧虑、不安、过度警惕、反复思量等。同时，患者越想睡眠越难以入睡，越发变得对失眠过分关心和忧虑，这样失眠又反过来加重症状形成恶性循环。长期服用安眠药也可能是造成慢性失眠的重要原因，一些安眠药的长期使用不但对失眠没有帮助，反而会加重失眠。习惯饮用咖啡、浓茶等都可导致失眠。另外，一些其他疾病的症状如疼痛、咳嗽、呼吸困难、心绞痛、夜尿多、瘙痒等也会引起继发性失眠。胃溃疡、夜间哮喘、胃食管反流、肌肉和关节疾病可让人在睡眠中频繁觉醒后难以入眠，甲基多巴、麻黄素、氨茶碱及抗抑郁药等均可导致慢性失眠。

按照失眠的病因可以分为原发性失眠和继发性失眠两类。

（1）原发性失眠：通常缺少明确病因，或在排除可能引起失眠的病因后仍遗留失眠症状，主要包括心理生理性失眠、特发性失眠和主观性失眠三种类型。原发性失眠的诊断缺乏特异性指标，主要是一种排除性诊断。当可能引起失眠的病因被排除或治愈以后，仍遗留失眠症状时即可考虑为原发性失眠。心理生理性失眠在临床上发现其病因都可以溯源为某一个或长期事件对患者大脑边缘系统功能稳定性的影响，边缘系统功能的稳定性失衡最终导致了大脑睡眠功能的紊乱，引起失眠发生。

（2）继发性失眠：包括由于躯体疾病、精神障碍、药物滥用等引起的失眠，以及与睡眠呼吸紊乱、睡眠运动障碍等相关的失眠。失眠常与其他疾病同时发生，有时很难确定这些疾病与失眠之间的因果关系，故近年来提出"共病性失眠"的概念，用以描述那些同时伴随其他疾病的失眠。

2. 领导干部失眠的原因

领导干部在组织当中承担着组织、决策、协调和监督等职能，其职务和工作复杂程度决定了他们比普通人群拥有更重要的责任以及随之相伴的风险，他们势必要承受更大的心理压力和更强的脑力劳动。如果他们经常处于繁忙、紧张劳累状态而得不到有效的放松和运动锻炼，再加上不良的生活方式，他们非常容易引起失眠等状况。目前领导干部失眠主要继发于心理因素、躯体因素、环境因素、个人行为因素等。

从心理因素来看，当下我国处于改革发展的攻坚时期，社会发展更加复杂多变，作为掌握公共权力的特殊职业群体，由于受工作岗位、环境、工作性质以及传统观念的影响，领导干部群体面临较大的心理压力，出现了焦虑、烦躁不安、情绪低落、失衡心理、孤独寂寞、职业倦怠、自我效能感低等诸多心理问题。这些心理状态会使领导干部产生心理和生理反应，变得高度紧张，导致神经系统的功能异常，造成大脑的功能障碍，从而引起失眠。

从躯体因素来看，任何身体不适都可能导致失眠，失眠与许多疾病也有关。失眠往往是一种外在表现，只是表象，背后往往隐藏着其他疾病。如心脏病、肾病、哮喘、溃疡病、关节炎、骨关节病、肠胃病、高血压、睡眠呼吸暂停综合征、甲状腺功能亢进、夜间肌阵挛综合征、脑疾病等多种疾病都会引发失眠。因此，领导干部应定期进行体检，塑造健康身体素质。

从环境因素来看，一方面，睡眠环境会影响领导干部的睡眠质量。嘈杂、拥挤的住房，居住环境、空气污染，不舒适的卧具或突然变化的睡眠环境，噪音、强光、过冷或过热的温度，以及蚊虫都会影响睡眠，进而导致失眠。另一方面，社会环境的急剧变化会引发领导干部处于保持警惕的环境下，也是造成其失眠的一个重要原因。当今社会生活节奏加快，科学技术日新月异。面临新观念、新知识和新技术层出不穷、人才竞争和领导素质要求提高的形势，对于大多数领导干部而言，保持自己多年努力奋斗在党政机关其职务领域形成的优势，的确是一种持续的挑战。职务、责任、高强度的脑力劳动、紧张的工作和社会活动要求领导干部在生理和心理方面必须具备较强的承受能力。

从领导干部行为因素来看，部分人员工作时间长、工作任务重，长期熬夜容易造成失眠。领导职务及其工作地位决定了他们在处理重要公务、应急事件和社交应酬等方面，较普通干部要付出更多的精力和时间。紧张的工作、繁忙的社会活动常常与他们的休息时间和闲暇时间发生冲突，往往造成他们休息与闲暇时间减少，甚至部分人生活规律紊乱。由于处理公务和社交活动普遍延长了他们的工作时间，以至于不能保证适当的运动与保健时间，以及充足的休息时间。也有少数人有不良的生活习惯如生活无规律、入睡无定时、饮食过饥过饱、过度娱乐等，均会导致体内生物钟节奏的变化而出现失眠。

3. 失眠症的危害

据中国睡眠研究会公布的最新睡眠调查结果，中国成年人失眠发生率为38.2%。医学研究表明，偶尔失眠会造成第二天疲倦和动作不协调，长期失眠则会带来注意力不能集中、记忆出现障碍和工作力不从心等后果。长期的失眠，会给领导干部带来以下困扰和危害：

（1）影响内分泌，导致代谢紊乱。长期睡眠不足影响人体内分泌和许多生物代谢过程，导致脂肪和糖代谢紊乱、大脑皮质功能紊乱及自主神经功能失调，可能引发静息状态下动脉收缩压或舒张压增高，进而导致高血压。在失眠作用下，血压持续升高，容易损害的器官便是心脏和大脑。当血压持续升高时会加重左心室的负担，导致心肌肥厚，出现心悸、呼吸困难等心脏衰竭的症状。

（2）记忆力、决策判断力下降。长期失眠或反复发生失眠会使神经中枢的正常功能发生紊乱，造成神经衰弱而引起健忘症，主要是由于注意力不集中、精神疲乏、缺乏兴趣所致；失眠还会引起感觉变化，如视野改变、幻视、发音平淡；失眠会使人的决策判断能力降低，记忆力下降，涉及灵活性、创造性思维、预测和语言连贯的大脑功能均受损。

（3）注意力无法集中，情绪不稳定。睡眠可以让人全身心放松。睡眠时，人的呼吸变深、变慢，身体的各个部分都在休息，但新陈代谢并没有停止，可以确保脑组织蛋白的合成和消耗物质的补充，有利于神经系统能正常发育，为第二天的活动积蓄力量。长期失眠会导致人在做事时注意力不能集中，易出现焦虑和抑郁的情绪。睡眠不足的直接影响，短期内表现为白天昏昏欲睡，思路不清楚，不能明确表达自己的意思，注意力无法集中，动作无法协调，机械操作能力下降，完成工作任务的效率降低；失眠还会使情绪失控、情绪不稳定、易怒、莫名其妙发脾气，不能认识和承认错误。

（4）破坏人体免疫力，甚至危及寿命。睡眠时人体会产生一种称为胞壁酸的睡眠因子，此因子促使白细胞增多、巨噬细胞活跃，使人体免疫功能增强，从而有效预防细菌和病毒入侵；而失眠则阻碍了睡眠的有利作用，破坏了人体免疫力，从而导致各种疾病发生。经常失眠容易引起感冒、抑郁症、糖尿病、肥胖、中风、心脏病和癌症等疾病。

（5）降低领导干部工作质量，影响正常履职。充足的睡眠可以使领导干部精力充沛，从而为有效开展工作和高效决策奠定良好基础。领导干部的身体健康，事关党和国家事业的发展，事关自己的成长和进步。一个睡眠上经常出现问题、产生障碍的人，通常无法集中自己的精力、专注于自己的工作，这样势必影响到工作的质量，影响到各项任务的完成。

三、入睡、苏醒、失眠的机制与奥秘

1. 为什么要睡觉？

人为什么要睡觉？这个看似简单却触及根本的问题，尚未有确切的答案。唯一可以确定的就是"为了消除睡意"。反过来说，不睡觉会怎样？人一旦被剥夺睡眠，判断力就会下降。熬夜后注意力下降的程度等同于大醉一场。意志虽然能控制睡眠，但效果有限。

睡眠所起的作用不仅仅是让大脑和身体得到休息，同时还可以主动调整和修复大脑功能。睡眠期间，大脑会稳定、强化多种类型的记忆，并提高某些技能的掌握程度。大脑随时都在应对外界刺激，形成神经细胞间相互连接的回路。这些回路的建立与断开和人的记忆、学习密切相关。经过睡眠对这些回路进行调整理顺，断开不需要的回路，加强重要的回路，为第二天新建立的回路做准备等工作都是在睡眠中完成的。睡眠不仅影响生理平衡，还维持精神状态，加强记忆，提高身体机能。①

2. 最新技术探寻"睡眠的真面目"

睡眠的定义首先是面对外界刺激反应度下降的状态，并且这种状态容易恢复；其次是睡眠时运动系统也不会做出有目的的活动。综合以上两点就是在睡眠时大脑会切断感觉系统的输入和针对运动系统的输出，形象的比喻是脱机状态。科学家通过脑电波的监测将人类的睡眠划分为5个阶段，分别为快速眼动睡眠和根据睡眠深度划分的4种不同的非快速眼动睡眠阶段。整合来说，人的身体状态分为清醒、非快速眼动睡眠和快速眼动睡眠三个状态。后两个状态的交替出现形成了人的睡眠过程，正常状态下90分钟经历一个周期，经历4～5个周期以后人就会自然而然醒过来了。②

表4－1　人的清醒与睡眠表

睡眠阶段	意识	来自感觉系统的信息输入	肌肉紧张度（对肌肉的信息输出）	行为	眼球运动	脑电波	梦
清醒	意识清醒，能够完全认知周边环境	100%传递至大脑	正常	有目的地行动	有目的地看物体	低电压、快波	无

①　樱井武：《睡眠的科学：生命入睡、苏醒的机制与奥秘》，甘菁菁译，人民邮电出版社2015年版，第54－55页。

②　樱井武：《睡眠的科学：生命入睡、苏醒的机制与奥秘》，甘菁菁译，人民邮电出版社2015年版，第56－57页。

（续表）

睡眠阶段	意识	来自感觉系统的信息输入	肌肉紧张度（对肌肉的信息输出）	行为	眼球运动	脑电波	梦
非快速眼动睡眠	意识水平下降，会在细微的外界刺激下清醒	虽然传递至大脑，但是处理感觉的中枢功能下降	来自大脑的指令减少，肌肉机能下降	翻身	无	高电压、慢波	简单的画面
快速眼动睡眠	意识水平下降，强烈的外界刺激下会清醒	在丘脑区被拦截	基本消失	基本无	可见快速眼动运动	低电压、快波	复杂、奇妙情节的梦

　　非快速眼动睡眠和快速眼动睡眠两种睡眠状态是截然不同的身体状态，二者都发挥着重要的作用。一般来说，人的睡眠始于非快速眼动睡眠，在这个阶段大脑皮层神经元的活跃度逐渐下降并趋同，即所谓的"深"睡眠，在这个阶段大脑会调整神经细胞间的连接、存储记忆等，大脑活跃度下降到最低。60～90分钟后，大脑皮层开始逐渐活跃，并且达到甚至超过清醒状态的活跃程度，即快速眼动睡眠阶段。在这一阶段，感觉系统和运动系统是被阻断，但是大脑皮层是活跃的。在这一阶段大脑会读取白天形成的各种短期记忆（海马体）并进行整理归类等工作，感受情绪的大脑区域（杏仁体）参与工作中，但是逻辑判断的大脑区域仍旧在休息，所以在这个阶段也会做各种情感波动跌宕起伏，但是没有逻辑的梦。这一阶段持续20～30分钟后再一次进入非快速眼动睡眠。如此反复，梦一般不会

留下记忆，人如果在快速眼动睡眠期间被叫醒的话（需要比较强的刺激）通常会表现为正在做梦，并且能在短时间内复述出正在做什么梦。非快速眼动睡眠期间的梦几乎没有什么感情波动，很单调，通常也不会留下记忆。

梦中既不能思考，也不能回忆过去，只能体验当下的感情状态（因为这个时候大脑只激活了感受感情的杏仁体）。睡眠其实没有深浅的说法，两个过程对人体的恢复都是很重要的。相对来说，非快速眼动睡眠更像是在休息，在这个阶段被唤醒也更舒服一些，而快速眼动睡眠在处理一些更神奇的事情，具体机制只有假说和猜想。当人长时间没有休息的时候，会比平常更快地进入快速眼动睡眠期间，几乎跳过了非快速眼动睡眠，也就是刚躺下就开始做梦的情况，这个情况一方面说明了人体此时缺乏睡眠平时需要多注意休息，另一方面说明了快速眼动睡眠很重要，人体需要在缺乏睡眠的时候迅速进入这个阶段修复人体。

3. 睡眠、清醒的往复更迭与大脑结构

1920 年，康斯坦丁·冯·艾克诺默（Constantin von Economo）发现下丘脑功能，与清醒密切相关的食欲肽和组胺源于下丘脑后部的一种神经元，而催生睡意的睡眠中枢系统则位于下丘脑前部的前视区。人体大脑消耗了全身能量的20%，而这些能量中80%都用于处理信息。大脑构造非常有层次性，大脑的功能由不同的区域部分分别承担，每个区域的大脑皮层的功能也各不相同。

大脑通过神经细胞工作，神经细胞工作的环境受到各类激素的影响。大脑中有三个系统和睡眠以及清醒状态有关，依次是单胺能系统（兴奋剂影响的就是这个系统）、胆碱能系统及

睡眠神经元。单胺能系统和胆碱能系统活跃，人就清醒，只有胆碱能系统活跃人就处于快速眼动睡眠期，而两个系统都不活跃，就进入非快速眼动睡眠期间。睡眠神经元可以强力地抑制这两个系统，同时这两个系统也控制着睡眠神经元的活跃度。影响该平衡的物质也就会影响到睡眠。

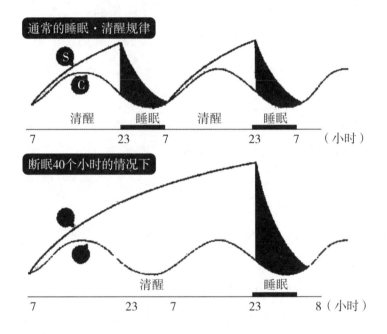

图 4－1　在双过程模型中要考虑睡眠负债和生物钟的清醒信号两个因素图①

　　首先，人处于清醒状态会分泌睡眠物质，当睡眠物质累积到一定程度就会诱发睡眠，促使平衡向睡眠侧倾斜。睡眠物质的累积就是所谓的睡眠负债，和人清醒的时间长度以及身心疲劳程度相关。睡一觉就可以偿还睡眠负债，但是不能提前储蓄。感冒期间嗜睡也是因为免疫系统异常，分泌的白介素是睡

① 樱井武：《睡眠的科学：生命入睡、苏醒的机制与奥秘》，甘菁菁译，人民邮电出版社 2015 年版，第 75 页。

眠物质中的一种。

其次，睡眠同时还受生物钟的影响。睡眠负债是一个粗略的生物调节机制，生物钟（昼夜节律）却是一个更加严密的时钟，严密地划分了 24 小时，所以在睡眠中扮演着更重要的作用。入睡时间取决于生物钟和睡眠负债的平衡。

4. 失眠形成的机制

失眠主要发生在"慢波睡眠阶段"中，也就是非快速眼动睡眠阶段，这个阶段对于睡眠的影响至关重要。如果我们在这个阶段叫醒正在熟睡的人，他会告诉你，现在他的感觉是"头昏脑涨"。因为在这个阶段中，我们的大脑处于休息状态，大脑皮层处于"罢工"时间，因此，当我们唤醒处于此睡眠阶段的人的时候，他会感觉脑袋迷迷糊糊。失眠的形成原因繁多，一方面与本身的易感素质包括个性、性别、年龄和遗传素质等有关，另一方面则与外界的特定条件如生活质量、经济条件、人际关系、睡眠环境、睡眠习惯、精神因素和躯体疾患等有关。总的说来，是由于脑部产生正常睡眠的部位和功能发生异常，导致睡眠的结构和进程出现紊乱。现代医学把失眠的发生概括为三大因素：易感因素、诱发因素和持续因素。易感因素是指失眠者自身内在素质，包括生理易感素质和心理易感素质，它构成了失眠发生的内在基础。诱发因素较多，就相当于前面所述的外感、内伤、疲倦、环境、药物等。持续因素主要为失眠者长期的非适应性睡眠习惯，即其在入睡—床铺—卧室之间建立的一种非适应性条件反射。

四、领导干部科学睡眠指南

1. 科学认知

科学管理睡眠，保持健康睡眠，这对于领导干部的健康来说有着非常重要的意义。要保持健康睡眠，首先要有科学的认知，正确应对睡眠障碍。目前在领导干部当中仍然有很多人对科学管理睡眠的意识比较缺乏，对自身健康睡眠的重视不够，对相关保健和改善的常识了解不足。因此，领导干部应学会正确认识失眠及其对身体的影响，消除对失眠的恐惧心理。接受失眠，顺其自然，如果接受它，就可以让心态沉稳并放松下来，才可能进入安稳的睡眠状态。其实偶然的失眠是正常的，尤其是面临一些令人烦恼的现实问题时，出现失眠是常见的，这时只要积极地处理所面临的问题，那么失眠自然会慢慢好转。有个成语叫"闭目养神"，当我们闭上眼睛的时候，就已经是休息了。睡眠是一个自然而然的过程，只要你静静地躺在床上闭上眼睛就行了，睡眠会自然而然地引领你睡着的。科学认知失眠，是改善失眠的开始。

2. 环境调节

环境的改变，会使人产生生理上的反应，如卧室内强光、噪音、过冷或过热都可能使人失眠。有的人对环境的适应性强，有的人则非常敏感、适应性差，环境一改变就睡不好。因此，领导干部可以通过适当的环境调节来改善自身的睡眠状况。首先，舒适的卧室环境是高品质睡眠的基础，因此家居的设计应倡导健康环保和放松的健康生活风格，创造一个安静、舒适的睡眠环境。可以通过睡前通风，控制室内温、湿度等方式，并对床垫、枕头等引起的不适及时予以解决。给自己一个舒适的睡眠空间，床要舒服，卧室内最好悬挂遮光效果好的窗帘，同时把门窗密封工作做好，以免外面的噪音吵到休息。保持室内清洁，温度保持在 16～18℃，湿度保持在 50%～60%，室内光线宜暗，不要在灯光下入睡等。理想的床垫最好软硬适中。床垫太软不能有力地承托脊背，增加身体局部的压力，翻身也比较困难。床垫太硬则会使腰椎悬空，难以接触床面。枕头在 10～15 厘米，即一拳到一拳半高比较合适；长度比肩膀宽一些，翻身后不会滑落即可；填充物以荞麦壳、稻谷壳等为宜。同时，在卧室里应该尽量避免放置过多的电器，以确保人脑休息中不受太多干扰。此外，也不要戴表或戴着义齿等物品睡觉。

3. 生理调节

生理放松的方法对调节领导干部失眠问题有着显著的疗效，其方法也是各种各样，如肌肉放松法、自主训练法、意守丹田法等。对于一些复杂的全身放松技巧在心理咨询师的指导下运用效果会更好，但也有一些比较简单易行的技巧可以自行练习，如深呼吸法：坐在办公椅上，两眼微闭，双脚着地，双手自然放在膝盖上，脚与肩同宽，然后进行腹式呼吸 3～4 次。吸气时用鼻慢慢地吸，先扩张腹部，再扩张胸部，吸足气后屏一屏气，然后同时用鼻子和嘴将气慢慢吐出去。这一过程就是一次深呼吸。有意识地做一些深而慢的呼吸训练可以达到缓解焦虑情绪的效果。睡不着的时候，静静地读一会儿书，或放松地听一会儿轻音乐。整个人放松以后，身体的自我生理保护机制会自动调节睡眠，良好的睡眠自然会到来。

4. 心理调节

临床实践和科学研究都证实，不良的心理和情绪除了可以导致躯体疾病外，还可导致失眠，所以从心理调节的角度调整失眠者的情绪和行为是非常有必要的。目前领导干部群体经常出现各种心理问题，其中焦虑情绪表现尤为突出。一些领导干部常常感到烦躁不安、郁闷紧张、头痛失眠、多梦易醒相互交织，甚至处于惊恐状态。部分干部在长期过度焦虑情绪的影响下，身心极度疲倦，工作能力下降。多数失眠的发生和持续与心理因素有很大关系，如果这种刺激因素（心理冲突）长期存在，失眠则会迁延下去而形成慢性失眠。面对长时间的觉醒和夜间环境，多数失眠者出现夜间焦虑，对与睡眠相关的时间和环境形成了心理生理唤醒性条件反射，结果使得患者的睡眠效率明显降低。因此，领导干部应加强心理调节，保持乐观心态，减轻心理负担，消除不良情绪影响，减轻焦虑，从而有效促进睡眠。当领导干部因焦虑难以入睡时可以做一些心理放松训练以帮助睡眠，如可以通过想象一种美好的主题并把注意力集中到这个主题上放松心情身体，以促进肌肉放松和大脑皮层唤醒水平下降，改善睡眠。

5. 行为调节

首先，做好晚上临睡前90分钟你所做的事。这是为了确保你进入准备入睡的状态而进行的一系列准备工作，让你能够顺利开始你的第一个睡眠周期，继而无缝过渡到之后的一个个睡眠周期，获得所需要的足量的浅睡眠、深睡眠和快速眼动睡眠。提前关闭电脑、平板电脑、智能手机和电视机，减少暴露在这些设备发出的蓝光下的时间，这是拥有高质量睡眠的又一大关键。其次，可以在这段时间里活动一下身体，做一些简单的运动，或者做一些简单的整理工作，准备第二天穿的衣服、带的东西，放空大脑，为入睡做好准备。另外，戒除睡前不良的生活习惯。睡前不要服用让中枢神经兴奋的药物，咖啡、浓茶、巧克力都是睡前不该选择的食物。有人认为，喝点酒可以帮助睡眠，其实不然，不少人酒醉睡醒之后感到自己浑身无力、头也昏沉沉的，正是酒精使睡眠质量下降了。晚饭以清淡、软食为好，忌肥甘厚味或过饱。睡前温水洗澡、温水泡脚。

五、提高领导干部睡眠质量的健身运动

适当的运动锻炼可以增强人的体质，改善人体各个组织器官的功能，是使人生机勃发、延年益寿的一剂良方。同时，运动锻炼也是治疗失眠症的一把金钥匙。据一项意大利的研究显示，经常进行健身的人入睡速度较快，睡眠时间更长，夜间醒来的次数较少。领导干部可以进行适当的运动，睡前使身体处于放松状态。

1. 运动时间的选择

许多运动生理学专家认为，不同时段进行体育锻炼对睡眠的影响效果不同，下午和傍晚适度进行体育锻炼，对睡眠的改善相当明显。晚间是否适于健身要根据不同人的作息习惯，但是无论几点健身，睡觉前1小时就应该停止剧烈运动，以免影响睡眠。因为人处于睡眠状态时副交感神经兴奋，人体进入睡眠需要一个准备期，运动的时候交感神经比较兴奋，需要一段时间让它逐渐安静下来，以便副交感神经进入工作状态。

2. 运动时间的把控

运动强度也是一个影响睡眠的关键。通常的观点是：晚间锻炼不主张强度较大的运动。日本学者认为，睡前小运动可以促进睡眠质量。他们的实验证实，人的睡眠质量好坏，与人体直肠温度有很大关系。直肠温度下降速度越快，人就越容易进入深度睡眠。其研究发现，临睡前做一些如慢跑之类的轻微运动，可以促进体温升高，当慢跑后身体微微出汗时随即停止，这时，体温开始下降。当30~40分钟后睡觉时，人将很容易进入深度睡眠，从而提高睡眠质量。睡觉之前洗个热水澡，不仅有助于缩短入睡时间，而且可以减少浅睡时间，在入睡后可以更快地进入深睡眠阶段。①

3. 常用的改善睡眠的运动方式

睡前做做小运动，比如瑜伽、气功、慢走等有氧运动，能让身心都逐渐宁静下来，过渡到有利于睡眠的状态。下面介绍几种有效改善失眠的运动方式：

（1）睡眠瑜伽。当人的身体肌肉处于紧张状态、交感神经兴奋时，大脑和神经系统就无法镇静下来，睡眠就难以改善。研究发现，瑜伽动作可以改变激素水平，能降低大脑兴奋性和血压。瑜伽通过对体位、呼吸和注意力的练习，可以使大脑宁静，安抚交感神经、兴奋副交感神经系统，起到镇静效果，使身体和大脑很快得到放松。②

（2）游泳、慢跑。游泳、慢跑都是很好的有氧运动。中等

---

① 姚扶有：《睡前小运动睡眠质更高》，《河北林业》2014年第2期，第38-39页。

② 梁丹丹：《运动改善睡眠质量》，《中老年保健》2014年第3期，第36-37页。

强度不会过于激烈，适当练习也能起到放松身心、舒缓压力、改善睡眠的作用。也可以选择做一些水中运动，如在水中做运动体操等，对于改善睡眠状况也是一种很好的选择。

（3）打太极拳。太极拳讲究和谐与平衡，以柔克刚，行云流水，如勤加练习，也能达到放松身心、缓释焦虑情绪的目的。有节律、柔和的运动方式可以促使人心中长期紧绷的弦放松下来，使身心得到充分的休息，保持宁静舒适的睡眠，有效帮助身体适应长期的压力环境。

链接：增强深沉睡眠的前沿技术

在这个瞬息万变、压力四伏的时代，越来越多人面临失眠的困扰。尤其对于领导干部而言，其责任及工作压力、工作的复杂性和决策的时效性等决定了他们在工作当中必须经常保持较高的心理紧张度，更易引起失眠问题。因而针对增强深沉睡眠的前沿技术也得到了广泛的发展。

1. 认知行为治疗

认知行为治疗是近年发展起来的一种心理治疗方法。其主要着眼点放在失眠患者错误或歪曲的认知问题上。通过改变患者对人、对己或对事的看法与态度来改善其所呈现的心理问题。目前国际上普遍采用的认知行为治疗包括：睡眠卫生教育、刺激控制法及睡眠限制。睡眠卫生教育主要纠正患者在睡眠认知上的偏差，教育其消除恐惧，不以睡眠时间多少作为评价睡眠好坏的唯一标准，不将失眠与健康状况下降联系在一起等。刺激控制法是治疗失眠的方法中研究最多、也最有效的方法，其基本目标是恢复床作为诱导睡眠信号的功能，并减弱它和睡眠不相容活动的联系，减少对睡眠内源性唤醒的刺激，使患者易于入睡。包括只在有睡意时上床、不在床上做睡眠以外的事、卧床20分钟后仍不能入睡就离开床等。睡眠限制主要用于慢性心理性失眠，缩短卧床时间（但不少于5小时），使患者对睡眠的渴望增加，从而提高睡眠效率（睡眠效率＝实际总睡眠时间/睡在床上的时间×100％），并根据睡眠效率增减卧床时间。认知行为治疗可单独起效，亦可与药物辅助联合使用，均能取得显著效果，目前在临床上得到广泛推广使用。

2. 渐进性放松训练技术

渐进性放松训练技术由雅克布森（Jacobson）发明，其关键是感知肌肉紧张并渐渐使之减弱。包括抗阻等张收缩、无张力活动和等长收缩，其目的是使患者感知到紧张的存在，随后鼓励其逐步放松，促使自律神经活动朝着有利于睡眠的方向转化并促使警醒水平下降，从而诱导睡眠的发生。有研究认为，放松反应是下丘脑的基本反应，可引起儿茶酚胺分泌减少，使耗氧量、心率、呼吸节律、动脉血流速度及骨骼肌血流量降低。睡前进行放松训练不仅转移了患者对睡眠问题的过度关注，同时又可使患者身心放松，避免夜间情绪焦虑，提高对睡眠的自信度，有助于消除疲劳。

3. 放松疗法

失眠是神经系统功能紊乱而导致的，通过静心和放松能调理人体身心系统，充分的放松能够实现入睡并提高睡眠质量。静坐是很好的放松方式，打坐、站桩、慢走都是有效的放松方法。通过主动的放松实现主动的入睡，这是了解和掌握人体睡眠功能最好的方法。

4. 生物反馈技术

生物反馈技术用于治疗失眠已有数十年，通过神经反馈纠正日间功能异常，缓解高度觉醒状态所诱发的失眠，主要用于慢性失眠患者的治疗。生物反馈是一种引导机体进行放松的方法，通过自我调节，可以降低自主神经的兴奋性，把平时察觉不到的微弱肌电信号加以放大，患者可以通过操纵这种信号，达到控制肌肉活动使之紧张或放松的目的。临床观察发现，失眠患者进入睡眠后，肌肉活动仍然较高，自主神经功能亢进，脑 α 波活动增加。这可能是失眠患者深睡眠时间减少，夜间觉醒次数过多的原因。而生物反馈通过有意识的训练，降低了肌肉兴奋的水平，抑制了神经中枢的觉醒水平，从而达到延长和加深睡眠的目的。[1] 生物反馈技术治疗失眠的结果因人而异，不能作为高级别的治疗方式推荐，仅能作为一种可替代的方式供临床医师在治疗慢性失眠时进行选择。

微信扫码

★提升领导干部
素质★加强党员
干部修养
另配文章资讯、
智能阅读向导

---

① 王兰爽：《生物反馈治疗失眠症的临床研究》，《中国老年学杂志》2006 年第 6 期，第 828－829 页。

第五章

健步走与领导干部健康

　　健步走是近年来深受大家喜爱的一种健身方式，强度适中，老少皆宜，尤其是对领导干部等脑力劳动群体来说，不失为一种最佳的运动方式。健步走运动是介于竞走和走路之间的一种有氧运动，也是户外运动中最为典型和最为普遍的一种。由于短距离健步走活动比较简单，不需要太讲究技巧和装备，经常也被认为是一种休闲活动。它比普通的走路频率高、速度快，但运动强度和技术难度低于竞走，是一项非常容易普及，并且也很容易让普通运动爱好者参与的大众运动项目。健步走是一门科学的运动方式，它是以全身的协调运动为基础，让全身更多的肌肉群参与运动，规范身体各部位的运动姿势，达到在相同的运动里程中，充分提高肌肉群的运动参与率，满足人体生理运动要求的一项安全运动方式。

　　当前不少人混淆了健步走和暴走的区别，导致参与暴走的人数骤增。其实，暴走与健步走运动是迥然相异的。暴走实为用走的动作快速走，普遍存在走得过快、时间过长、超时、超量运动等情况。暴走时间过长或速度过快，会对膝关节造成损伤，引起退变加重，甚至会出现退行性关节炎。因此，应合理选择运动方式，掌握最基本的健步走动作要领，避免盲目跟风，全面提升运动效能和身体素质，维护健康生活。

一、有氧运动概述

　　随着运动健身愈来愈趋向科学、安全、简便、环保，有氧运动成为当今大力提倡的运动方式。生理学认为，人体的运动分为无氧运动和有氧运动两种运动形式，其中无氧运动是指在从事此项运动的过程中人体需要氧气的量大于其摄入氧气的量，机体的运动是处于一种缺氧的状态。而有氧运动也叫有氧代谢运动，是人体在氧气充分供应的情况下进行的体育锻炼。即在运动过程中，人体吸入的氧气与需求相等，达到生理上的平衡状态。简单来说，有氧运动是指任何富韵律性的运动，其运动时间较长，运动强度在中等或中上的程度。[①] 有氧运动的特点是强度低、富有节奏、持续时间较长。

　　一般来说，开展有氧运动的强度不要太大，可以以最大摄氧量作为参考指标确定运动强度。对于身体机能状况较好的青壮年来说，运动强度可相当于80%的最大摄氧量；对老年人则宜采用40%~60%的最大摄氧量强度发展有氧耐力较为合适。鉴于最大摄氧量的测试难度较大，也有人提出用心率来衡量有氧运动，一般以运动后即刻心率在120~140次/分钟较为适宜，心率最好不要超过150次/分钟。在确定强度的同时要保证足够的体育锻炼时间，一般每天活动的时间不要少于半小时，最好每天锻炼1小时左右。通过这种锻炼，氧气能充分酵解体内的糖分，还可消耗体内脂肪，增强和改善心肺功能，预防骨质疏松，调节心理和精神状态，是健身的主要运动方式。

1. 常见的有氧运动

　　最常用的有氧运动方式为慢跑，其次还有健步走、游泳、骑自行车、打太极拳、滑雪、健身操、攀岩、爬山、郊游、气功、各种球类活动以及现今最为流行的各式街舞等。下面重点介绍几种最常用的有氧运动方法：

---

　　① 张飞鹏、李四清：《有氧运动与健康》，《西安文理学院学报（自然科学版）》2003年第18期，第65-67页。

（1）健步走运动。健步走被公认为是最经济、最安全、最自由，也是最容易坚持终身锻炼的健身方式。健步走是以促进身体健康为目的步行运动，依照正确的姿势、时间和速度来进行健步走，在运动量和步行速度方面介于竞走和散步之间。它是有所设计和遵循一定的规则而进行的活动，比如要达到靶心率、运动强度、运动频率、运动量等等，多方面科学系统的控制，能够产生良好有效的运动健身累积效应，从而产生持续性的质的改善。健步走不受年龄、性别、体力等方面的限制，在运动时间和场地上比较自由，适用于大部分人群，同时在运动装备方面也比较简单，是人们在"以车当步"后缺失原始而纯朴健身方式的一种创造性补充。健步走起源于欧洲，目前在很多国家普及发展，它不仅是一种运动，更代表一种生活态度，并逐渐成为新的时尚健身潮流。[①]

（2）慢跑健身法。慢跑锻炼时，一般以清晨早餐前为宜，每次不少于10分钟，每周进行慢跑至少三次以上，保持锻炼的连续性，才能收到预期的锻炼效果。慢跑时要注意掌握好呼吸的节奏，所谓呼吸节奏就是让呼吸和跑的步子频率配合好。一般常采用2：2呼吸节奏，即二步一吸、二步一呼的方法，多主张用鼻和半张口同时的呼吸方法。掌握好呼吸节奏，跑起来就会感到轻松自如。慢跑时的姿势应该放松、自然，两手半握拳，肘关节自然弯曲，前后摆动，跑步时两脚交替落地要轻盈有弹性。慢跑的运动量由运动强度和时间的乘积所决定，其中又以运动强度为主要内容，运动时间则起调节作用，应根据本

---

① 郝光安、钱俊伟：《健步走与徒步运动》，金盾出版社2010年版，第6页。

人体质的实际情况，恰当地选择跑步的强度、时间和距离。年轻、体质较好者，宜选择强度较大持续时间较短的方案；中老年人及体质较差者，宜选用强度较小而持续时间较长的方案。

（3）太极健身法。太极拳运动有助于植物神经系统功能稳定，锻炼中枢及各内脏器官系统，使之处于一个良好的工作状态。太极拳运动要求外部 9 个主要关节（颈、脊、胯、腰、膝、踝、肩、肘和腕）先后贯穿，如九曲连珠般运动起来。这种节节贯穿的运动形式对增强肢体关节功能起重要作用。在做太极拳练习时，肢体关节应尽量放松，减小关节周围肌肉、肌腱、韧带对关节的作用，并在意念的作用和肢体自身重量的作用下，牵拉关节，使关节腔隙产生增大的趋势，这样就能使关节松弛，活动范围增大，灵活性提高。

（4）自行车健身法。自行车健身法能提高心肺功能，锻炼下肢肌力和增强全身耐力。骑自行车的强度，要把心率控制在靶心率范围内，其上限 =（220 - 年龄）×90%；下限 =（220 - 年龄）×60%。刚开始骑车锻炼者应达到蹬速 60 次/分钟，跟平时散步的节奏差不多就可以。一般理想的蹬速是 90 次/分钟。骑自行车锻炼注意事项有三点：不能溜坡滑行；要掌握正确的骑车姿势，要蹬出节奏；要时刻注意骑车病症和外伤事故。

（5）游泳健身法。游泳是一种全身性运动，不但可以减肥，还可提高心肺功能，还能锻炼全身肌肉，尤其是坚持有规律的强化训练，几个月的功夫就能"脱胎换骨"。要想获得良好的锻炼效果，还需要有计划地进行锻炼。另外，游泳消耗的体力比较大，最好隔一天一次，给身体一个恢复的时间。游泳时人的新陈代谢速度很快，30 分钟就可以消耗 1100 千焦的热量，而且这样的代谢速度在离开水以后还能保持一段时间，所以游泳是非常理想的减肥方法。对于比较瘦弱者，游泳反而能够让体重增加，这是由于游泳对于肌肉的锻炼作用，使肌肉的体积和重量增加的结果，换句话说，游泳可以把胖人游瘦了，把瘦人游胖了，可以让所有的人都有一个流畅的线条。

2. 有氧运动对身体机能的积极作用

实践证明，以有氧运动为主要形式的体育锻炼是增强体质，提高人体健康水平的最常用、最有效的方法。

（1）能够有效提高心肺功能。通过有氧运动可以提高呼吸系统的功能，表现为肺活量水平明显增加，肺交换效率提高。对心脏功能的影响表现为安静时心率下降或不变，心脏的收缩力量增加，心脏容积增大，有人称这种变化为"运动员心脏"。"运动员心脏"是心功能对体育锻炼的适应性变化，是心脏能力提高的标志，这些变化可以预防并减少心血管疾病的发生。

（2）促进生长发育、延缓衰老。有氧运动由于改善身体的血液循环，加强体内的新陈代谢，而可以促进少年儿童的生长发育。经常参加体育锻炼会使骨骼不仅长得粗壮结实，而且也会变长从而使身材长高。此外，经常锻炼，还能使关节变得更灵活、更稳固，使肌肉变得更发达，体型更健美。坚持体育锻炼的青少年，其身高、体重、胸围都较同年龄的人有不同程度的增长。老年人进行有氧运动，可以调节神经系统的功能，加强体内的代谢功能，使老年人保持旺盛的精力和充沛的体力，从而达到延年益寿的效果。

（3）提高机体的免疫功能。人体抗疾病能力与机体的免疫系统功能有关，机体的免疫机能主要是通过免疫细胞完成的。采用小强度的有氧运动对提高机体免疫功能的效果最好，免疫功能的提高不仅可以预防和治疗一些一般性疾病，而且对诸如癌症等大病、顽症也有积极作用。

（4）提高神经系统功能。从事有氧运动中长距离跑、爬山、攀岩等运动项目，其大脑皮层和神经系统特别坚强稳定，对各肌肉群及内脏器官协调能力大大提高，具有顽强的意志和吃苦耐劳、坚韧不拔的精神。

（5）增强肌肉力量，延缓骨质疏松。长期进行有氧运动能够增加肌肉蛋白质及糖原的储备量，使肌纤维变得粗壮而坚韧有力，延缓肌肉的萎缩，推迟肌肉、骨骼组织细胞的衰老，同时还能增强骨骼的密度，有效防止钙损失，防止骨质疏松，从而极大地改善了人体运动器官的功能。

（6）使人精神愉快，胸怀舒畅。有氧运动可奇迹般地逆转精神紧张、抑郁症等恶性症状。运动的意义是排解这类来自精神方面的不良因素，锻炼人的意志，增强毅力，从而提高机体抵抗能力。在运动中，机体的代谢活动增加，有助于消除积累的肾上腺素（该激素使人保持紧张状态）和其他代谢废物，使储存在肝、脾等器官中的血液大量进入循环中，有助于大脑、心脏、肝脾等重要器官的营养供应，有助于加强功能。

二、健步走的发展普及

1. 古代的"健步走"

健步走最早的记载出现在《帝京景物略·春场》中，在古代名叫"走桥"或"走百病"。《帝京景物略·春场》中说道，（五月）八日至十八日，妇女着白绫衫，队而宵行，谓无腰腿诸疾，曰走桥。① 春秋战国时期，庄子就已经认识到了散步对养生的作用，说："水之性不杂则清；郁闭而不流，亦不能清。此养神之道也，散步所以养神。"《黄帝内经》中记载："夜卧早起，广步于庭，被发缓形，以使志生。"其中"广步"就是指较长时间的走路锻炼。《黄帝内经》明确提出了要早睡早起，进行健步走锻炼，提高人们的防病能力。南北朝时期陶弘景的《养性延命录·食戒篇》记载："人食毕，当行步踌躇，有所修为为快也"，"食毕但当行中庭如数里可佳"。强调饭后散步，把饭后的消食运动作为一种健身锻炼的手段，这种散步负荷很小，目的是增强胃功能、促进消化，这也是健步走传统的功能之一。唐代医学家孙思邈在饭后健步走的基础上又增加了新的内容，即"食后行百步，常以手摩腹"，也就是健步走的同时增加揉腹动作，这样不仅增强了胃肠的消化功能，而且有助于治疗各种肠胃病。不仅如此，孙思邈还提出了要与亲戚、朋友或邻居一块散步，边走边聊，既健身又促进了情感的交流。这就是在其《千金翼方》中所说的"亲故邻里来相访问，携手出游百步"。宋代除继承隋唐健身方法外，还有了"以步代车"的概念，苏东坡的健身良方便是"以步代车""散步逍遥"。明代《寿世保元》记载："食饱不得速步走马，登高涉险，恐气满而激，致伤脏腑。"表明当时人们已经认识到饭后行走的注意事项，即刚吃过饭不宜剧烈运动，不宜做惊险的事情，以避免对胃肠造成损伤。清代《老老恒言》记载："步主筋，步则筋舒而四肢健，懒步则筋挛，筋挛日益加懒"，"散步者，散而

---

① 王玉峰、刘静：《健身走的理论与实践研究》，《新课程》2015 年第 5 期，第 31 页。

不拘之谓，且行且立，且立且行，须得一种闲暇自如之态"。①
可见，这时期人们已经辩证地认识到运动与健身的关系，要经
常锻炼，还要求人们要有一种闲暇自如之态，放松心情，这对
促进心理健康有很大帮助。

2. 现代的"健步走"

目前，日本国民的长寿状况居世界第一，女性平均寿命
87.3 岁，男性平均寿命 81.3 岁。专家研究发现，步行在日本
极其盛行，参与人数众多，这对他们的长寿有很大影响。日本
各大公司想方设法让自己的员工多走路，在国内还举办各种徒
步活动和比赛，日本人还提出了"一天步行一万步"的口号。
除日本外，其他长寿国家，如英国、瑞士、芬兰、美国等国家
的公民都热衷于健步走，但行走锻炼的具体方法大同小异。②
据统计，在美国参与健步走这项运动的人数超过一亿人，约占
其人口总数的三分之一，几乎是跑步参与者的三倍。据美国总
统健康与体育委员会的报告，健步走已经成为最受美国成年人
喜爱的锻炼方式之一，且参与人数还在逐年递增。在欧洲，人
们则把健步走当作一种生活时尚。健步走的方式包括：快步
走、慢步走（又叫散步）、踏步走、倒退走、走楼梯、雨中走
和雨后散步等。多种多样的方法使人们对健步走保持着较大的
兴趣，全世界越来越多的人正在积极参与到健步走的运动
中来。

健步走这个早已风靡欧美的运动，近些年在中国也迅速盛

---

① 李猛、魏真：《健身走发展历史的考证及健身功能探析》，《河北体育
学院学报》2008 年第 22 期，第 30 - 31 页。

② 李猛、魏真：《健身走发展历史的考证及健身功能探析》，《河北体育
学院学报》2008 年第 22 期，第 30 - 31 页。

行起来，成为主流的健身活动方式。从 2002 年开始，北京每日徒步运动中心等健步走和徒步运动俱乐部如雨后春笋般相继出现，在他们的带动引领和有关部门的科学指导下，北京等许多大中城市的市民越来越热衷于此项运动，并从中得到健康快乐。国家发布的《全民健身计划纲要》"一二一启动工程"中，倡导每人每天参加一次 20 分钟以上的健步走运动。

近年来，用健步走的方式进行健身锻炼日益成为我国广大群众喜闻乐见、深受欢迎的健身方式。从实际情况来看，健步走运动简便易行、行之有效，深受领导干部喜爱。健步走运动以利用大步走的方式来行走，通过肢体的配合来掌握平衡，在领导干部健康养生与保健方面能够起到良好的促进作用。风景区和空气新鲜、场地开阔的地方，成了领导干部健步走锻炼的最佳场所。健步走不仅可以锻炼领导干部的体魄与耐力，陶冶其心灵和性情，而且对心脏病、高血压动脉硬化等疾病能起到预防作用。健步走也越来越多地受到广大领导干部群体的青睐，成为他们一种新的生活理念和健身习惯。

三、领导干部健步走优点及作用

1. 领导干部健步走的优点

（1）健步走运动量适中，具有很高的安全性。健步走相较其他日常锻炼方式具有非常明显的优势。首先是运动方式简单，比较容易掌握，和其他运动方式相比，不容易对身体造成运动伤害。健步走的运动量适中，非常适合领导干部等脑力工作者群体。适量运动可提高免疫机能，降低感染性疾病的患病风险。美国一项在研究健身锻炼与延长寿命的关系的调查报告中指出，人们经常进行适度的而不是激烈的体育锻炼，可以大大延长寿命。坚持有规律的、适度强度的健身运动，比无规律的、随意性运动对增进健康更为有效。以正常的速度进行健步走对领导干部而言是最为合适的，健步走能动员全身大肌肉群，消耗能量、消耗血糖、增长肌肉，是对领导干部身心健康都有好处的运动。

（2）运动方式灵活，不受时间和空间的局限。在诸多运动锻炼项目中，健步走效果较好，方式简单且无需准备专业的健身设备，因此深受人们喜爱。健步走运动方式灵活、易于掌握，不受年龄、时间和场地的限制，在良好自然环境中可以结伴而行，既锻炼身体，还能欣赏自然美景，促进人际交流，陶冶身心。

（3）健步走运动效果显著，适合各个年龄层次领导干部参与。工作生活节奏的日趋紧张以及生活压力的不断增大，使绝大多数人群的身体状况处于亚健康状态，尤其是长期面对烦琐工作和巨大压力的领导干部。有些领导干部本身身体素质良好，但在长期超负荷的工作压力下，从事着"坐得多、动得少"的脑力劳动，虽然明白运动健身的重要，但却忽视了运动健身的真谛，不能坚持运动健身，因此身体状态每况愈下，甚至患上了颈椎病、肩周炎、腰椎疾病、痔疮、冠心病、肥胖和下肢静脉曲张等职业病，影响了个人和社会事业的发展。而健步走适合各个年龄层次领导干部参与，能够有效改善领导干部身体素质，参与效果显著。

2. 领导干部健步走的作用

（1）提高机体代谢机能。健步走有助于提高领导干部机体新陈代谢水平。在这个过程中，食物被转化成能量，涉及氧气、营养素、性激素及酶参与活动。一个坚持健步走的人比不健步走的人更容易产生能量。体育锻炼也可以保护机体细胞免受机体正常代谢产生的自由基的伤害。健步走能激活抗氧化酶的分泌，这种酶能抵抗自由基的伤害并维持细胞的健康。

（2）改善心肺功能和血液质量。首先，健步走可以有效改善领导干部心肺功能，突出地表现在降低安静时和同等负荷下运动时的心率，提高肺活量，可以降低心血管疾病和心脏突发事件的危险性。其次，健步走可以改善领导干部血液质量，增加全血容量、降低血液黏稠度、增加红细胞携氧能力、增加组织器官的血流量，有效防止动脉硬化的发生和发展，也能防止如脑血栓、心肌梗死等并发症的发生。同时，健步走能够有效调节领导干部血管机能。健步走可以增加毛细血管数量、改善末梢循环、降低血压、改善冠状动脉循环，从而降低动脉粥样硬化发生的危险。

（3）改善身体成分。健康的机体构成意味着人体瘦体重（指人体体重除去脂肪后的重量，主要是骨骼肌、骨骼和内脏的重量）的含量更高一些，而脂肪所占的比例相对较小。机体摄取的过多热量在体内积聚并以脂肪的形式储存起来，过多的脂肪可能导致各种各样的疾病，包括肥胖症、心脏病、癌症及糖尿病等。保持健康的身体成分并不是很容易的，特别是对那些不喜欢运动的人。因为在相同的饮食下不运动的人比运动的人更容易以脂肪的形式储存过剩的热量。健步走能燃烧过多的脂肪，同时机体肌肉组织合成增加，并增加骨量，从而做到改善身体成分。

（4）提高免疫力机能。免疫力能够保护我们免受疾病侵袭，但不是所有的健步走方式对免疫系统都能起到积极作用。研究表明，中等强度的健步走能增加 T 淋巴细胞和自然杀伤细胞的数量，从而加强机体的免疫防御，而过度的体育锻炼会降低这种效果。经常健步走的人患感冒和上呼吸道感染的概率要比普通人低很多。

（5）有效预防损伤。健步走能增长肌肉力量和耐力，加强关节韧带的柔韧性，同时提高人体的协调性和灵敏性。这些素质帮助人们保持良好的体态以及保证日常生活、工作、活动时的各种机能，预防在工作生活或体育锻炼中的劳损和意外发生。如强壮的腹肌、臀肌和腰背肌能很好地支持和保护腰部，减轻腰部发生疼痛的可能。[①]

（6）促进领导干部心理健康。时代的发展，对于领导干部的要求不仅体现在身体素质方面，更体现在心理素质方面。然而当前领导干部的心理状况却不容乐观，由于领导干部在组织当中承担着组织、决策、协调和监督等职能，其职务和工作复杂程度决定了他们比普通人群拥有更重要的责任以及随之相伴的风险，他们势必要承受更大的心理压力和更强的脑力劳动。在一定程度上，健身走运动有利于调节领导干部心理状态，改善领导干部心理健康。健步走可以减小精神压力，具有明显的抗抑郁功效，有时甚至比一般的心理治疗更为有效。它能够降低领导干部对于精神压力而产生的恐惧感，成为释放心理压力的一种有效方式。同时，健步走使领导干部在行走过程中促进了人际交流，激发了人们热爱自然、热爱生活的情感，能够加

①　郝光安、钱俊伟：《健步走与徒步运动》，金盾出版社 2010 年版，第44 页。

强领导干部心理调节，保持乐观心态，减轻心理负担，消除不良情绪影响，减轻焦虑，从而有效促进睡眠。

四、领导干部健步走分类及运动处方

1. 健步走的分类

美国著名心脏病专家怀特博士（Dr. Wright）提出健步走是最好的运动，会对健康带来多种益处，他鼓励人们每天进行健步走锻炼，并作为一种有规律的终身运动方式。然而不是所有迈开步子的行走活动都属于健步走范畴，只有以为了获得和保持健康为目的的行走锻炼活动，才可称为健步走。从健康的层面来理解健步走，可以很清晰地将健步走分为三种，健步走速度的快慢是决定锻炼效果的关键因素：第一种是以健心和愉悦情绪为主要目的的慢速健步走，主要是指步速在每分钟90步以内的散步；第二种和第三种是以健身和强体为主要目的的中速健步走和快速健步走。

（1）慢速健步走：每分钟90步以内的行走方式，以散步和饭后溜达为典型，主要用于改善人的关节灵活性，促进人体新陈代谢。

（2）中速健步走：每分钟90～120步范围内的运动形式，也就是偏重于户外的行走形式，以户外徒步、远足等为典型，主要用于改善人的脑供血状况、增强体质、调节心情。

（3）快速健步走：每分钟120步以上的行走方式，以北欧式徒步、疾走等为典型，主要用于增强人的心肺功能、降血脂、消耗多余热量、减肥等。

那么，领导干部走路健身究竟要怎么走？是快步健走、散步走，是昂首阔步，抑或是模拟竞走？这必须根据每个人的身体状态和条件量力而行。一般而言，年纪较轻的领导干部可以进行徒步、远足；中老年领导干部可以多散步和健步走。每天坚持30分钟的健步走，就可以达到维持健康、预防慢性疾病等目的。

2. **健步走的阶段和原则**

（1）健步走的三个阶段。对于准备进行健步走的人来说，锻炼的要领是：循序渐进、因人而异、贵在坚持。可分三个阶段进行：

第一，基础阶段。主要集中在第一周。这一周内，可健步走3～5次，速度可比散步快一些，每分钟110～120步，步幅在60～75厘米，时间在20～30分钟。晚上休息前用热水泡脚，对大腿、小腿肌肉，跟腱（脚后跟与小腿肌肉之间的部位）和脚心进行3～5分钟的按摩，可快速消除初期练习的疲乏和酸胀。

第二，提高阶段。时间为第二到第五周。锻炼者渐渐提高健步走速度和增大步幅。重点训练健步走的正确姿势，调整步行速度，提高精神饱满度。

第三，舒心阶段。坚持了一个月，健步走的速度、姿态都已经达到了一定的水准，可增加健步走过程中的乐趣，如边走边听音乐，经常改变路线等。选择好的场地和有意识地调整心情是这一阶段的重要内容。

（2）健步走的五项原则。对于准备进行健步走的人来说，锻炼时要遵从以下的五项原则：

第一，加大每一步的幅度。首先要把背和腰挺直尽量挺胸，两脚脚趾朝向行走的方向，每一步都要用脚趾头发力让全身的肌肉尽可能地参与进来，最好有一种弹起的感觉。大步走时摆臂幅度要加大，尽力前后直臂摆平，以便让全身更多的肌肉参与到健步走中。因为人体50%的血管集中于下半身，当更多的肌肉得到锻炼时，可以挤压人体至少50%的血管，推动下肢的血液流动。每一步都要比平时走路的步子大，简单的方法是：双脚底沾些水，先以平常步子走，测量两个脚印间的距离，然后在此基础上增加15~20厘米，就是进行大步走的步幅，多走几次，适应新的步幅。

第二，用力走出每一步。我们称用力走路为"劲走"，劲走非常有利于减轻体重、消耗血糖、保持肌肉总量。因为人体的肝、胆、脾、胃、膀胱、肾六条经络由下肢而生，健步走至少可锻炼人体50%的肌肉、骨骼，可刺激人体50%的神经，按摩人体50%的经络。

第三，行走时间宜固定。很多人日常的锻炼很随机，早晨有时间了就去走一走，晚上有时间了就去散散步。这种没有规律的不定时锻炼，身体很难对其形成记忆。

第四，行走距离宜固定。一般锻炼路程应不少于3000米（或30分钟），可根据年龄进行调节。但只要定下，就不要随意改变，等完全适应这种强度后再进行调整。

第五，行走步频宜固定。每次健步走的速度应尽可能一致，最好像列队行走一样有节奏。每周不能少于5次，一个锻炼周期为3~6个月。①

---

① 郝光安、钱俊伟：《健步走与徒步运动》，金盾出版社2010年版，第11页。

3. 领导干部健步走的运动处方

健步走运动被人们视为"有氧代谢运动之王"。健步走要"长、慢、远"，其意义在于能使身体得到更多的氧而有益于健康，尤其是心血管健康，抗病延年益寿。健步走锻炼种类多样，不同体质的领导干部可以根据自己的特点选择其形式。领导干部可以采取的健步走主要方法如下①：

（1）散步与健步走交替。适合于体弱、老年领导干部。方法是：先慢速散步100~200米，然后采用中速健步走（每分钟90~120步）300~500米，重复数次。也可以慢速散步1分钟，中速健步走1分钟，交替进行，逐渐缩短散步的时间，加大健步走时间，直到可以完成持续中速健步走。

（2）匀速健步走。适合有基础者或体质较好的领导干部。方法是：根据自己的体力合理地选择速度进行持续中速健步走，如第一周用6~8分钟健步走1000米，2周后增加1000米，再过2周再加1000米，直至5000~6000米。

（3）变速健步走。适合体质较好的领导干部。变速健步走就是在健步走的过程中快速健步走（每分钟120步以上）一段距离后，再慢速健步走（每分钟70~90步）一段距离，快步走和慢步走交替进行的一种健步走法。

除了前面提到的几种健步走方式，还有散步走、定量走、摆臂走、倒退走等方式。散步走：一般保健的散步，速度以慢速60~70步/分钟或中速80~90步/分钟为宜。用于增强心力和减轻体重的散步，可选择快速走100~120步/分钟。选择散

---

① 郝光安、钱俊伟：《健步走与徒步运动》，金盾出版社2010年版，第120页。

步进行健身锻炼应循序渐进地增加运动负荷。普通健身者均可选择此方式。定量走：一般一次连续走 3～5 公里，或定时走30～50 分钟。身体素质较好的人可以选择此方式。摆臂走：走时两臂用力前后摆动，这样可加大肩部和胸部的活动幅度。此走法对呼吸系统有病的人康复帮助较大。倒退走：向后倒退散步走。开始锻炼时可正走、倒走交替进行，每次走 30～40 米，重复多次。随着倒走技术熟练程度的增加逐步增加倒走时间。

五、领导干部科学健步走的注意事项

健步走看似是简单的走路，但是如果运动不当同样可能导致运动损伤。如路况不佳、恶劣的天气、运动装备不当、身体状况欠佳、运动方式不当等，都有可能导致创伤。同时健步走属于简单动作的不断重复，这种重复性压力也可能导致创伤，易造成腰部、膝关节、足踝的损伤。因此，为了保障健步走起到养生效果，领导干部需要依照科学的方式和方法来进行，从而促进自身的身体健康。

1. 热身运动必不可少

快步走之前先慢走 5～10 分钟，速度、频率自行掌握，步态放松。慢走中可伸展腿部肌肉，每个动作维持约 30 秒，做伸展运动时不要负重或弹跳，以免拉伤肌肉。要循序渐进地运动，而不是过度运动。

2. 不提倡空腹运动

因为人在运动时会消耗热量，而糖类是热量的主要来源。空腹运动易造成血糖降低，体质较弱者容易产生眩晕的症状。

保证一定量的蛋白质摄入，比如牛奶、鸡蛋、豆制品等。吃饭1～1.5小时后运动为宜。运动期间不宜大量补充水分。运动本来就要消耗大量能量，如果在运动中（特别是运动量比较大的时候）摄入大量水分，一是容易增加胃部负担，引起胃下垂等疾病；二是会导致血液大量流入胃部，造成脑部缺氧，人会觉得昏昏沉沉的，影响运动质量。[①]

3. 行走方式和姿势要正确

健步走是讲究姿势、速度和时间的一项步行运动。正确姿势是：躯干伸直，抬头、挺胸、收腹、提臀，肘关节自然弯曲，以肩关节为轴，自然前后摆臂，同时大腿带动小腿朝前迈，脚跟先着地，足部自然滚动过渡到前脚掌，前脚掌推离地面，双足交替配合，循环往复。两眼平视前方，并配合深而均匀的呼吸。

4. 提前准备一套运动装备

准备一双能很好地支撑足弓和脚跟、让脚趾有足够伸展空间、鞋底厚且柔韧、可吸收冲击力的运动鞋。若在户外运动，一套轻便、颜色明亮的运动服也不可少。膝关节不好的人可以准备护膝和运动手杖，避免选择凹凸不平的步道行走。

链接：机关干部健步走进阶

近年来，为了全面贯彻落实"健康中国"战略和《全民健身计划纲要》，秉承促进干部职工队伍强身健体的理念，通过机关干部身体力行示范，在全国范围内兴起了全民健步走活动

---

① 郝光安、钱俊伟：《健步走与徒步运动》，金盾出版社2010年版，第11页。

的热潮，展现国家机关干部积极向上的精神风貌。目前正值中央和国家机关各部实施全面深化改革的重要时期，国家机关干部职工在迈进新时代、开启新征程之际，需要积极加强体育锻炼，增强身体素质，强化精气神，以良好精神状态投入建设新时代中国特色社会主义伟大事业，不断创造新业绩，彰显新作为。

世界卫生组织曾指出，"世界上最好的运动是步行"，健步走是提高人体健康水平的最重要手段。户外健步走活动非常适合国家机关干部职工，不仅能够让长期坐在办公室里的机关干部职工走出办公室，来到大自然中呼吸新鲜空气，锻炼身体，陶冶情操，而且可以加强机关干部职工的相互联系，有利于文明和谐机关建设，丰富机关的业余文化生活。因此，要树立一个导向，引领大家都动起来；强化一种意识，倡导人人强身健体；培育一种精神，增强部门团结协作。领导干部在繁忙的工作中，应坚持"走出去、动起来"，通过长期的健步走运动健身，从而不断提高自身身体素质，充满工作活力，为人民和社会更好地贡献自己的力量。

第六章

游泳与领导干部健康

游泳是一种凭借自身肢体动作和水的作用力，在水中活动或前进的技能运动。人类的游泳是一种有意识的活动，一直与人类的生存、生产、生活紧密联系，是人类在同大自然斗争中为求生存而产生，随着人类社会的发展而发展，逐渐成为体育运动项目的一项重要活动。游泳是一项老少皆宜的运动项目，各种泳姿风格各异，独特的魅力使游泳成为最受欢迎的健身项目。经常参加游泳锻炼能够增强人体的各个系统、器官功能，促进身心健康，塑造完美体态。

小王是一名普通机关干部，从初中时就怕冷体弱，遇到7~8℃的室外温度，穿上厚厚的棉袄也要打哆嗦，大家说他不在同一个季节。自从单位组织大家学习游泳后，这一切都开始发生变化。在教练的指导下，小王不但学会了蛙泳、仰泳和自由泳，还体会到了游泳对体质和精气神的改变。原先怕冷的体质随着游泳训练的增加不断好转，上班时候的疲劳和压力仿佛随着水中运动都烟消云散了。坚持了一年多，每周至少游泳 4 次，大家都说小王好像变了一个人。

一、领导干部群体为什么选择游泳？

有那么多种体育运动，为什么会选择游泳？我到底适不适合游泳？这大概是许多领导干部要问的问题。众所周知，游泳运动老少皆宜，不但简单实用，安全方便，而且效果显著，对于工作繁忙，运动时间少的领导干部而言，游泳带来的效益是最大的。

1. 不同年龄段、性别干部的可接受性

游泳运动作为一项简单易学的运动项目，内容丰富，课程有趣，适宜各个年龄段的干部参加。青年干部可以通过游泳运动来锻炼身体，丰富业余活动，缓解压力，放松身心；中老年干部可以强身健体，预防各种心血管疾病，扩大交际范围。女性干部可以通过游泳来增强自信，美体塑形。同时，不同年龄阶段、性别干部可以根据自身体质来调节游泳强度，合理控制运动的时间长度和次数、休息间隙和力度。

2. 游泳锻炼全面性

游泳能够使身体得到最全面的锻炼，它可以促进肌肉、关节、骨骼的和谐发展，有利于形成正确的体态和健美的形体。能够有效提高人体协调性和灵活性，还能调节呼吸系统和各种器官系统的功能，促进新陈代谢。同时还能够调节人的心理，促进身心和谐发展。这样一项能够同时锻炼身体和调节心理的运动，当然是干部们的不二选择。

3. 不易受伤

运动的安全性是人们最关注的问题，如果一项运动适得其反，那么它的可接受性将会大打折扣。领导干部在选择一项运动时也通常需要考虑它的安全性。许多运动虽然能够强健身体，但是由于强度过大，对抗性强，往往会导致运动损伤或意外，比如排球、篮球、足球。而游泳却不同，游泳不需要激烈的对抗，是一个人的运动，可以量力而行，在水中自我把握强度和运动量。通常水的浮力作用使人在水中的重量只相当于自身重量10％，不需要用多大力量就可在水中运动自如。此外，游泳使身体呈水平状态，身体各关节承受的压力和拉力比跑步、举重、打球等活动少得多。中老年干部往往骨质较硬化，

关节承受不了过重的压力，游泳活动就显得非常适当。同时，水的浮力和阻力使人在水中只能缓慢运动，这也减少了受伤的可能性 。

4. 耗能大

运动的目的不只有强健体魄，还有消耗能量。随着人们生活水平提高，工作压力增大，每日都会有多余的热量无法消耗，长此以往就会长出"游泳圈"、变出"大象腿"。跑步见效慢，健身难坚持，如何才能在短时间内消耗掉多余热量相信已经成为困扰许多干部们的大难题。在对比了相同时间游泳运动与其他运动的耗能情况后，相信许多人都已经做出了选择。

虽然游泳运动的对抗性很低，但是游泳运动的耗能却很大，表 6 - 1 是相同运动强度、相同条件下各种运动所消耗的能量。消耗 100 千卡的热量，游泳只要几分钟，而其他运动需要几十分钟，甚至一个多小时才能达到目的。这使得游泳运动在短时间内能获得显著运动效果。对于工作繁忙的领导干部而言，能在短时间内达到消耗能量的目的，实在是最好的运动方式。

表 6 - 1   60 分钟各项运动所耗能量表

项目	耗能（千卡）	项目	耗能（千卡）
逛 街	110	跳舞	300
游 泳	1036	慢 走	255
骑 脚 踏 车	184	快 跑	700
泡 澡	168	慢 跑	655
打 网 球	352	体 能 训 练	300
洗 碗	136	练 武 术	790
打 拳	450	仰 卧 起 坐	432

所以，无论是可接受性还是考虑到综合效益，游泳比起其他运动而言更有优势，选择游泳当然是明智的。但是不是所有的干部都适合游泳呢？

答案是否定的。虽然游泳对于人体有着诸多益处，但是并不是所有人都适合此项运动。让我们看看你是否在其中？

第一种人：心脏容易骤停的人群。游泳是一项在水中换气的运动，在水中压力更大，对心肺功能是一种锻炼，但是对于那些换气技术特别差的人来讲就并不是一件好事情了，因憋气而导致的血压上升、脉搏不齐等问题都会影响身体健康。还有一部分人群当冷水溅到眼皮时会产生巨大的反应，脉搏紊乱，心脏骤停，这部分人群在进行游泳运动前需要进行相关的具体检查，在这里可以教大家一个方法：把脸埋入一盆冷水中，测试身体是否对冷水憋气有反应，如果有，并不建议选择游泳。

第二种人：患有冠状动脉病变、心脏瓣膜机功能障碍和家族遗传心肌梗死的人群。这一类人群都属于运动高危人群，运动有可能会导致猝死。这一类人群要想选择游泳，就必须经过专业医生的签字同意。

第三种人：患有颈椎病的人群。上肢麻痹、肌力运动能力低下，在游泳的过程中时常会伴随着危险，在做换气或者跳水的动作时，一旦发生意外，后果会很严重。游进时由于颈部活动幅度过大，刺激性太强，极易使身体发生病变，或者使病情恶化。因此患有严重颈椎病的患者也需要在游泳前征询医生意见。

第四种人：患有传染性皮肤病的人群。游泳池是公共娱乐健身的场所，公共场所有明确规定，不允许患有传染性皮肤疾病的人群下水，因此不建议患有传染性皮肤病的患者到公共泳池游泳。

二、游泳对领导干部身心健康有哪些作用？

据一项调查研究显示，职业病、心血管疾病、心理压力已经逐渐成为危害领导干部健康的元凶。尤其是随着职级的上升，领导干部面临的烦躁、焦虑，甚至沮丧、困惑和恐慌等心理压力问题越多，与此成正比的职业病和心血管疾病的发病率也就越高。高负荷的工作，高度紧张的精神状态，空前巨大的心理压力，加之缺乏释放的途径，我国领导干部的工作和家庭生活都受到了影响。因此我国的领导干部必须重视身体锻炼和心理素质历练。

从前文中我们都已经知道，游泳会对身心健康有全面性的促进作用，是领导干部锻炼身体、放松身心的重要选择。

1. 游泳对生理健康的影响

游泳对领导干部身体健康有着诸多积极的影响，主要体现在对心肺系统、肌力和肌耐力、身体柔韧性、体成分、体温调节能力以及预防骨质疏松和改善颈椎问题等方面。

（1）游泳能够明显提高心肺机能。心肺机能是指心脏血管系统和呼吸系统为运动中的肌肉提供氧气和养分的能力。人体在水的压力、浮力等因素作用下，对心肺机能提出了更高的要求，因此经常进行游泳锻炼能够使人的心肺机能得到明显的提高。

首先是对心脏血管系统的影响，游泳时需要通过密布全身的毛细血管运输营养物质到达肌肉群，从而使心肌和毛细血管壁增厚，心室适应性增大，每搏输出量增多，心血管机能得以增强。一项对领导干部身体素质的调查报告中指出领导干部的心血管疾病发病率异常高，而游泳锻炼不仅能够改善心脏功能，增强心脏免疫力，还能够推迟主动脉瓣膜的增龄。姜树东对长期从事游泳锻炼的中老年妇女心脏结构和功能进行测试发现，长期游泳能推迟主动脉瓣膜的增龄性改变，使心脏具有更强的泵血功能。[①] 王禾等对不同冬泳年限的中老年进行对照研究得出，冬泳年限 6 年以上组的布兰奇心功能指数值明显高于冬泳 2～5 年的对照组（$P<0.01$），同时测得心舒末容积、每搏输出量、射血分数冬泳年限 6 年以上组高于冬泳 2～5 年组（$P<0.05$）[②]。这表明长期坚持冬泳锻炼，能提高中老年的体质水平，降低心率和布兰奇心功能指数，增加每搏输出量，提高心脏和血管的功能。从以上学者的相关研究中可知，如果领导干部坚持游泳，这将大大降低领导干部心血管疾病的发病率。

其次是对呼吸系统的影响，游泳对提高呼吸系统功能有显著的作用。游泳的呼吸与陆上不同，吸气时吸气肌必须用比陆上更大的力量去克服水的压力使胸廓扩大；呼气时要克服水的阻滞作用，必须加快呼气。因此游泳运动被许多专家称为是"肺的体操"。李建国以 50～65 岁的 100 名中老年人为研究对象，平均分成两组，通过为期一年的游泳锻炼和跳交谊舞、大秧歌后，分别测量其肺活量。结果表明，游泳锻炼组的肺活量

① 姜树东：《游泳训练对中老年妇女心脏功能的影响》，《中国老年学杂志》2010 年第 15 期，第 139—140 页。

② 王禾等：《冬泳对中老年人心血管系统功能的影响》，《沈阳体育学院学报》2008 年第 5 期，第 59—60 页。

有非常显著的提高（P＜0.01）[1]，由此证明游泳运动能显著提高老年人的呼吸系统功能。季丽萍等对经常参加冬泳的老年人和不经常运动的老年人的心肺机能研究得出，两组的最大摄氧量、二氧化碳排出量、最大通气量、代谢当量/心脏功能容量具有显著性差异（P＜0.01）[2]，说明冬泳锻炼能增加呼吸肌的收缩力量和收缩幅度。从学者们的研究看，领导干部长期参加游泳锻炼将会提高心肺功能，增加有氧能力，比起其他运动，游泳这项运动对中老年干部心肺功能改善影响更为明显。

（2）游泳对肌力及肌耐力的改善。肌力是肌肉所能产生的最大力量，肌耐力是肌肉持续收缩的能力。游泳时不断地改变人体的姿势和体位，对锻炼、改善身体的各部位肌肉非常有益。游泳过程中要不断地克服水的阻力，根据速度的平方与阻力成正比，游泳速度越快，则阻力越大，对肌肉的刺激就越大，从而使肌肉得到锻炼。因此，游泳池被誉为"最好的健身房"。同时，游泳属于不定期进行的体育项目，节奏性的变化也使得肌耐力得到了改善。肌力和肌耐力也是体适能的关键指标，领导干部应十分关注。

（3）游泳提高人体柔韧性。柔韧性是指在无疼痛的情况下，关节所能活动的最大范围。长期的办公室工作，时刻保持同一姿势都会对人体的柔韧性有损害，而这恰恰是我国领导干部工作常态。经常参加游泳锻炼却能够对全身各个关节柔韧性有所改善。这是因为不同泳姿对各个关节的要求不同，如蛙泳

---

[1]　李建国：《游泳运动对提高中老年人身体功能的作用》，《哈尔滨体育学院学报》2000 年第 1 期，第 91—92 页。

[2]　季丽萍等：《游泳对老年人心肺功能的影响》，《体育刊》2002 年第 4 期，第 55—56 页。

可以提高膝关节和踝关节的柔韧性，蝶泳对肩关节、踝关节和腰部的柔韧性有促进作用，自由泳、仰泳能够提高肩关节和踝关节的柔韧性。

（4）游泳对体成分的影响。体成分指的是身体脂肪组织和非脂肪组织的含量在体重中所占的百分比。随着人们健康意识的增强，人们对于体成分的关注度明显提高。日常生活中，人们难免会摄入一些高热量、高脂肪的食物，由于活动的日益减少，造成脂肪堆积现象严重，这一情况在领导干部群体中也经常见。许多学者研究指出游泳对体成分的改善非常明显。邓明山以 100 名经常参加游泳锻炼的 40～70 岁的中老年人和不经常运动的中老年人为研究对象，通过检测脉搏、血压、甘油三酯和身体质量指数等指标发现，运动组血压、身体质量指数、甘油三酯均低于对照组（P<0.01）；运动组高血压、肥胖及高甘油三酯血症检出率均明显低于对照组；脂肪肝检出率明显低于对照组[1]。季丽萍等对经常参加冬泳的老年人血脂进行测试并与不经常参加运动的老年人对照，得出冬泳组的总胆固醇和甘油三酯明显低于对照组，其中甘油三酯水平变化极为显著（P<0.01）；与对照组相比，冬泳组的高密度脂蛋白水平极显著的升高（P<0.01）；低密度脂蛋白水平稍低于对照组，但不显著（P>0.05）；总胆固醇/高密度脂蛋白均极显著低于对照组（P<0.01）。[2]

（5）改善体温调节功能。经常参加游泳锻炼可以提高机体

---

① 邓明山：《游泳锻炼对中老年人心肺功能的影响》，《山西体育科技》2003 年第 1 期，第 24—26 页。

② 季丽萍等：《冬泳对老年人血脂及心血管功能的影响》，《中国老年学杂志》2002 年第 6 期，第 56—57 页。

对外界温度变化的适应性，增强身体的抵抗力，冬泳更好。我们本章开头的案例小王便是游泳改善体温调节功能的受益者。那么它其中的原理是什么？水的导热能力是空气的25倍左右，据测定，人体在12℃的水中停留4分钟所散发的热量，相当于人在陆地上1小时所散发的热量。由于人体浸在水中时，受冷水刺激体温散失速度很快，为了防止大量散热，以维持体温的恒定，皮下毛细血管会产生收缩，提高人皮下毛细血管循环功能，以增强能量代谢过程。这便是游泳改善体温调节功能的原因。

（6）预防骨质疏松，改善颈椎病。骨质疏松是许多中老年干部都面临的身体问题，许多人经历骨量在35~40岁顶峰后，再随着年龄的增长骨量便会流失，造成骨质疏松。目前尚无安全、有效的方法使骨量丢失的骨骼恢复正常，因此对于骨质疏松的预防是很必要的。据研究显示，游泳对于骨质疏松的预防具有明显作用。游泳运动是一项全身性运动，它能通过全身骨骼肌活动和水对骨产生的机械压力，刺激骨细胞活性，对成年后的骨骼则能够促进再生，进而促进骨形成、骨强度增加以及骨量积累，减缓随年龄增长而发生的骨丢失。[①]

与此同时，游泳能使萎缩的肌纤维增多、变粗和肌力增强，还能提高动作的灵活性、速度和耐力，还能改善四肢血液循环和机体新陈代谢，对减轻中老年人骨组织增生、关节炎、颈椎病及肩周炎很有效。

由此可见，领导干部游泳不仅能够改善自身体质，保持良

① 孙宇航：《游泳促进中老年人健康的研究》，《现代营销（学苑版）》2012年第4期，第388页。

好体型，还能够预防各种疾病，对身体健康颇为有益。

2. 游泳对心理健康的影响

游泳不仅对促进生理健康有较大益处，同时也对游泳者心理健康有较大益处。多项研究证明，经常游泳的人其心理健康总体水平以及人际关系、抑郁、焦虑、敌对等因子上的健康水平显著高于同龄人的水平。

从一项关于我国领导干部健康情况调查来看，约有87.6%的来自各个工作线条的领导干部存在中等以上程度心理压力，更有16.5%的干部存在抑郁等严重心理疾病，已经困扰着其工作和家庭生活。[①] 吴义敏研究指出由于女性对身体状况及心理变化更为敏感，因此女性领导干部较男性领导干部生理健康及心理健康问题更为突出。[②] 91.2%的女性干部都存在头痛、腰痛、浑身酸痛的情况。来自工作、生活、子女教育等多方面的压力，使得女性领导干部长期处于焦虑状态，不能放松，从而产生抑郁、自卑等心理问题。干部心理压力无处排解，便会诱发心理疾病，影响身体状态，危害健康，影响工作和生活。对于女性干部来说，心理压力排解问题更为迫切。

那么游泳究竟会如何影响领导干部的心理？

（1）游泳增强领导干部意志力。意志品质是人们为了达到预定目标而自觉努力的心理状态，表现出思想、认识、品质特点。领导干部有计划有目的地安排游泳训练，克服对水的恐惧，战胜训练疲劳的困难，其过程中自信心和信念也会不断得

---

① 王茂生：《党政干部身体素质现状调查及管理策略探究》，《体育大视野》2018年第8卷第28期，第195－197页。

② 吴义敏：《女性领导干部心理健康状况调查研究》，《中共乌鲁木齐市委党校学报》2014年第4期，第26—30页。

到增强，心理素质也随之不断得到发展。这种意志的培养使领导干部更加坚忍不拔，勇于吃苦，乐观向上，面对生活中出现的各种竞争有一种积极的心态，充分发挥自己的能力，实现自我价值。

（2）游泳使领导干部精力充沛。游泳运动的环境特点是随着天气的变化，水的深浅温度发生变化。所以游泳是在不同气温刺激下的体育运动，它能使人体内的新陈代谢旺盛，中枢神经系统兴奋，增强中枢神经的紧张性，改善情绪，驱除疲劳，锻炼人的机体，振奋精神和焕发青春。所以经常参加游泳运动更有利于保持领导干部心理年轻化。

（3）游泳能够扩展领导干部的人际关系。运动本来就可以促进沟通交流，扩展人际关系，游泳运动也不例外。在游泳协会这个大集体中，大家因共同的兴趣相聚，彼此之间相互帮助、相互鼓励，能够充分体会到团队之间的友谊。由游泳发展而来的工作外友谊或关系，对于工作中的跨部门协作、沟通十分有利。尤其对于退休干部而言，年龄的老化、离退休后比较单调的生活方式，致使退休干部容易产生失落感和孤寂感。游泳有益于中老年干部或退休干部彻底解脱自我封闭的意识，提高人际交往能力，降低敌对性，改善人际关系，摆脱失落感和孤寂感。

三、领导干部如何科学游泳？

既然游泳运动对领导干部的身心健康颇为有益，并且还是与诸多运动方式对比后的不二选择，那么领导干部群体如何科学进行游泳运动呢？

1. 如何克服对水的恐惧？

许多人对水都有着天然的恐惧，第一次下水多少都会有"怕"的感觉。身体上浮、站不稳、怕呛水、胸口闷，或者是抓住栏杆和泳道紧紧不放开。克服对水的恐惧是领导干部游泳需要攻克的第一道关卡。

其实游泳并不可怕，人在生产、生活中不免要和水打交道，无论是在水中玩耍，或者是从事劳动工作，甚至不小心失足落水或乘船意外，如果不会游泳，人的生命就会受到威胁。对游泳有正确的认知是克服恐惧的第一步。

人在水中会受到四种不同方向的力的作用：重力、浮力、阻力和压力。人在水中会受到重力的影响，重力方向向下，因此不会游泳或者在水中不能掌握平衡的人就容易下沉。由于重力和浮力方向相反，人在水中的重量变轻，浮力将人向上"托"，使人有一种失重的感觉。不过不用担心，由于人体的密度（约为 0.96 ~ 1.05 克/立方厘米）接近于水，所以一般人在水中只要自然放松、屏住呼吸，就会浮在水面上。[①] 人在水中的阻力来自液体的粘滞性，它产生于分子间相互吸引作用，外力越大，内聚力被冲散得越严重，水分子之间的摩擦也越激烈，也正是因为如此，我们在水中游泳要花费大量的体力，同时消耗掉更多的热量。在水中的压力很容易感觉到，当你站在齐胸的深水中时，你会明显感觉到呼吸困难、急促，不像陆地

---

① 水在 4℃时的密度是 1 克/立方厘米。人体不同组织密度不同，骨骼 1.944 克/立方厘米，内脏 1.05 克/立方厘米和肌肉 1.058 克/立方厘米的密度大于水，脂肪 0.914 克/立方厘米的密度则小于水。

上那样轻松自然。这是因为胸腔和腹腔受到水的压力，迫使呼吸肌要用更大的力量来完成呼吸作用。这也是为什么游泳对锻炼呼吸系统有积极影响。在了解完四种力后，我们对为什么会有上浮、站不稳、胸口闷等问题有了解释，对游泳也有了更科学的了解。

同时，初次接触游泳的领导干部们，也可以选择一些熟悉水性的小游戏，来帮助克服游泳恐惧。

（1）水中吐泡泡。双手扶住池边，深吸一口气，然后将头尽量都扎入水中，用嘴将嘴里的空气均匀吐出，直到吐完为止，将头浮出水面，将嘴中剩余气体一次吐出，再深吸一口气重复以上动作。此练习的目的是让领导干部的口鼻能够适应水，是比较简单的游戏练习。如果害怕憋气也可循序渐进，可以先将脸放入水池中，像每天清晨洗脸一样，坚持3~5秒，然后再逐步将时间延长，并将整个头部放入水中。

（2）抢浮板。此游戏需要几人配合，几个人在水中围成一个圆圈，在圈中放几块浮板（浮板数量少于人数），游戏开始后大家绕圈行走，当听到"停"时，大家立即去争抢浮板，没有抢到浮板的人便是失败。此游戏的目的是练习水中站立与行走。许多最初游泳不敢离开泳池边的干部可以先尝试练习此类游戏。

（3）顶浮板。将浮板放入泳道的一侧，从泳道的另一侧潜入水中，钻过泳道并顶起浮板。成功顶起浮板视为游戏完成。此练习的目的是练习水中憋气。

相信尝试了这几种游戏的领导干部应该对游泳不会再有害怕的感觉了。

2. **如何漂浮**？

克服了心理障碍，游泳的第二大难题便是漂浮，如果不能够找到漂浮的方法，游泳是学不会的。那么如何才能漂浮起来？

（1）池边漂浮法。双手轻轻扶住池边，深吸一口气，屏住呼吸把头深埋入水中，同时双脚蹬地，双腿自然并拢抬起，头、肩、臀、腿保持一条直线上，双臂伸直，微微收腹，全身放松。

（2）浮板漂浮法。双手握住浮板两侧中部，憋气、低头、伸臂、蹬地，伸展动作一气呵成。注意不要将浮板用力下压，不要左右摇晃，肩部放松。

（3）同伴帮助。初学游泳可以找同伴帮助，一是可以共同进步，二是可以增强信心。借助同伴漂浮时双腿可以略微分开，全身放松，当身体某个部分沉下去时，同伴可以轻轻托起，但是自己一定要找对漂浮的感觉。

3. **泳姿的选择**

游泳的魅力不仅在于体验水中的欢乐，更在于游泳者可以选择千变万化的姿势来锻炼。根据竞技类游泳和实用类游泳的分类，泳姿大概有以下几种：蝶泳、仰泳、蛙泳、自由泳（爬泳）、踩水、侧泳、反蛙泳、潜泳。根据在实际健身锻炼中各类练习项目的受众性，本节仅介绍常用的几类泳姿。

（1）蛙泳。蛙泳是一种古老的泳姿，因模仿青蛙泳姿而得名。据资料记载，早在2000年前的中国、罗马和古埃及就流行此种泳姿。在进行蛙泳的过程中，让身体俯卧于水面，两条手臂在胸前以直臂侧下屈的姿势划水，同时两腿也配合以蹬伸动作进行夹水。由于水下划臂和收腿动作会产生很大阻力，因此相比爬泳、蝶泳，蛙泳的速度比较慢。但是蛙泳也有其独特的优点，那就是呼吸方法比较容易掌握，每个动作结束后都有滑行时间，因此能够节省体力，游更长的距离。

（2）自由泳（爬泳）。爬泳的名称来自其外观特征。爬泳时身体俯卧在水面，两脚上下交替打水，双臂轮流划水，动作很像爬行，故称为"爬泳"。而现代竞技游泳中并没有"爬泳"项目，而设自由泳。在自由泳比赛中，运动员可以以任何姿势游进，由于爬泳速度最快，运动员几乎都用爬泳，因此习惯称自由泳为爬泳。

自由泳的技术特点是：人体俯卧水中，头肩稍高于水面，游进时躯干绕身体纵轴适当左右滚动，两臂轮流划水推送身体前进。手划水路线呈 S 形，呼吸在一侧与划水动作协调。打腿与划水配合，一般短距离比赛配合频次为左右臂划水一次打腿6 次，在长距离游泳中为节省体力，频次可调整为左右臂划水一次打腿 2~4 次。

爬泳时，身体要俯卧水面保持较高位置，头部尽量和水面保持平行，避免腿部下沉，造成水中阻力过大，尽量减少身体平卧时间增加侧卧时间。换气时不必刻意转头，头部只需随身体转动而自然露出即可。爬泳的臂部动作分为入水、抱水、划水、推水和空中移臂 5 个阶段。其中划水是爬泳产生推力的主要阶段。

爬泳打腿动作也是需要注意的地方，打腿除产生推力外，还能够维持身体平衡，使下肢抬高，协调配合手臂划水。打腿动作几乎与水面成垂直方向进行，从垂直平面看，两腿打水幅度为 30~40 厘米，膝关节弯曲角度为 130~160 度。正确的打腿动作应该是脚稍微内旋，踝关节放松，向上向下打水应该从髋关节开始，以大腿用力带动小腿，最后到脚，形成鞭打水的动作。

初学爬泳的领导干部划臂动作可以不必按照 S 路线，手入水后可直接做高肘划水动作，待技术熟练之后再加大难度做 S 形划水。可以先采用两次划臂一次呼吸，打腿次数根据个人习惯而定，等感觉轻松自如后再加大难度按照标准动作要求自己。

（3）仰泳。仰泳是竞赛游泳项目之一。1900 年第二届奥运会开始，仰泳被正式列为比赛项目。仰泳一般采取爬式动作，配合动作与自由泳相同。

仰泳时身体几乎水平仰卧在水中，胸部与腹部自然成一条直线，头部没于水中，脸部露出水面。前进时，头部保持稳定，肩和髋关节的动作保持一致，随着两臂轮流划水使身体两侧转动，泳姿自然流畅。仰泳的臂部动作分为入水、抱水、划水、出水和空中移臂 5 个部分，动作连贯舒畅。仰泳的打腿动作幅度比爬泳稍微幅度大一些，打水时，以髋关节为支点，大腿发力带动小腿，脚用力上踢。向上踢水时膝关节微屈，约成 140 度，踝关节伸展，脚向内转，动作有力。向下打水时膝关节自然伸直，两脚跟上下保持距离 40～50 厘米，脚尖内旋踢水。

仰泳时由于脸部是露出水面的，呼吸自然，一般是右臂出水吸气，移臂至垂直水面吸气结束，然后憋气，手入水中后均匀吐气，手将出水时吐气结束，臂腿配合频次一般是两臂各划水一次，打腿踢水 6 次。

（4）蝶泳。蝶泳因泳姿近似蝴蝶而得名，变形自蛙泳。1956 年第 16 届奥运会开始将其列为竞技游泳项目，是最后一个被国际游泳联合会认定为比赛姿势的游泳项目。蝶泳时，主要依靠两臂强有力的划水和腿部波浪打水推动身体前进，身体俯卧在水中起伏前进，非常漂亮。

蝶泳的划臂动作十分重要，是蝶泳的主要推力。划臂技术包括入水、抱水、划水和移臂几个阶段。两臂在肩膀的延长线入水，顺序依次是手、前臂、上臂，肘关节最后入水。入水时臂要放松，将肩膀压低。手入水后，肩膀位置低于肘关节。臂入水后，随着身体向前的惯性两手继续外分，转向内做勾手抱水动作，同时稍微提起肘部。此时两手距离最宽，在头前形成一个良好的抱水姿势。然后手从外向内后下方划水，两手划至肩膀下方时距离最近，约10厘米位置开始向后推水。当肘关节靠近体侧时，两手迅速向外后方推水、出水及向前移臂。

蝶泳的腿部打水动作重点和爬泳一样，重点都是向下打水。打腿时两脚自然并拢，以腰腹发力，压肩提臀，带动腿向后下方做鞭打水动作。蝶泳的臂腿配合频次是手入水时第一次打腿，手推水时第二次打腿，推水结束打腿也结束。当双臂入水时，头带动肩膀进入水中，用鼻子和嘴在水中均匀吐气，推水时开始抬头换气，直至双手在空中移臂过肩时重新低头。由于蝶泳难度较大，所以建议领导干部最后尝试学习这种泳姿。

（5）反蛙泳。反蛙泳是最早出现的一种仰泳形式，动作近似蛙泳但是姿势相反，在救生中比较常用。反蛙泳身体姿势和仰泳身体姿势相同，身体自然伸直，仰卧于水面，两臂放在体侧或前伸，微微收下颌。反蛙泳腿部动作近似蛙泳腿部动作，但是由于仰卧，必须保证膝关节不露出水面，收腿时膝关节边收边向两侧分开，小腿向侧下方收。两臂自然伸直，同时在肩前入水，入水后屈肘手掌向后划水，划水结束后，两臂自然放松从空中向前移臂。反蛙泳的腿臂配合是移臂时收腿，划水时蹬夹腿。划水结束后身体要自然伸直向前滑行。移臂时后吸气，入水后用鼻或口鼻均匀地慢慢呼气。

（6）踩水。

踩水的方法很多，比较常见的就是立式蛙泳动作技术。踩水时，整个身体几乎垂直于水面，稍微前倾，头部始终在水面上，下颌接近水面。

踩水时的腿部动作和蛙泳腿部动作几乎一样，只要注意收蹬腿的幅度比蛙泳小，但频率要快。收腿时膝关节内扣，蹬腿时脚掌向侧下方蹬出，同时小腿和脚向内夹水，两腿尚未伸直便开始再次收腿。踩水时需要屈臂，两手在腰部两侧，掌心向下不停地做向内向外的划水动作，幅度不能太大，但同时频次要快。腿臂配合要连贯、协调。两腿向下做蹬夹腿时，两手向外做压水动作。收腿时，两手向内做划水动作。呼吸跟随臂腿动作自然进行。原地踩水腰要直立，踩水前进身体前倾，向后反之。

许多领导干部可能会觉得踩水很吃力，那说明游泳时身体不够放松，没有掌握技巧，还需多加练习。

领导干部可以根据自己的喜好进行选择适合自己的泳姿。对于初学者建议选择自由泳作为开端，它是几种泳姿中受到水的阻力最小、动作最接近人的身体习惯，且动作简单、易学、自然，是最有效率的游进方式，从而更能激发成人游泳初学者的学习兴趣，减少挫折感，为其他泳姿的学习提供水感与体力基础。

4. 游泳的注意事项

游泳是一项健身娱乐与危险并存的运动，虽然能够强身健体，愉悦身心，但是意外事故也很常见，因此为了自身健康和安全，领导干部在游泳运动中要坚持一定的原则，注意一些禁忌，了解一些注意事项。

（1）游泳中的 FIT 原则。FIT 原则是我们从事以健康为目的的运动所必须采取的控制原则。FIT 是次数（frequency）、强度（intensity）和时间（time）三个英文首字母的拼写。我们也可以将其运用在游泳健身中，也就是说要想在安全的锻炼中取得良好的效果，必须是科学地控制次数、强度和时间。[①]

次数（frequency）：表示每周进行游泳健身锻炼的次数。刚开始游泳锻炼时，每周应该至少进行两次，且距离不要过长，逐步适应了以后可以增加次数。事实证明，要想获得良好的体育锻炼效果，每周应该至少进行 3 ~ 5 次有计划、有规律的体育锻炼。

强度（intensity）：对有氧运动的强度控制可以通过测量心率来实现。测量心率有助于了解和控制体育健身锻炼过程中的运动强度，它可以准确地告诉你运动强度是需要增大还是需要减小。

在进行有氧运动时，心率应该控制在最大心率的 60% ~ 80% 之间。运动强度大小的监控必须遵守循序渐进的原则，必须充分考虑自己目前的身体状况、年龄和健康水平。下表是游泳健身锻炼时各年龄的活动强度与心率对照表，供大家锻炼时参考，来适当的控制运动的强度。

---

① 李光荣、郭隆珠：《游泳健身锻炼中的 FIT 原则》，《游泳》2008 年第 2 期，第 26 – 29 页。

表 6 - 2　游泳健身锻炼时各年龄的活动强度与心率对照表

单位：次/分钟

年龄	强度（%）						
	100%	90%	80%	70%	60%	50%	40%
20~29 岁	190	175	165	150	135	125	110
30~39 岁	185	170	160	145	135	120	110
40~49 岁	175	165	150	140	130	115	105
50~59 岁	165	155	145	135	125	110	100
60 岁以上	155	145	135	125	120	110	100

注：本表引自《游泳运动》人民体育出版社 2001 年版

通过触压桡动脉和颈动脉就可以测量心率。为了准确地测量出运动时的心率，必须在停止运动的 5 秒内进行测量，测量 10 秒的心率再乘以 6，算出运动时 1 分钟的心率。

时间（time）：指每次运动的持续时间。游泳活动基本上是属于耐力性的运动，首先我们锻炼者要进行几分钟的准备活动。大家知道身体在一定的运动负荷下摄氧量会产生变化，在 2 分钟时摄氧量达到 3 升/分钟，并会维持一段时间，这是较好的正常状态，表明此时的运动量是适宜的。由此可知，作为全身耐力性的游泳项目锻炼的时间至少不应该少于 5 分钟，冬泳时除外。

众所周知，练习的强度会直接影响持续运动的时间，而在大多数情况下控制运动时间比控制运动强度要容易得多。数据显示，为了提高心肺循环系统的耐力，游泳锻炼者至少应持续进行 20~30 分钟的游泳运动。因此，在日常的游泳健身锻炼中我们应该要遵循 FIT 原则，只有这样，才能达到理想的健身效果。

5. **游泳中的禁忌与自救**

游泳中难免出现一些危险情况，如呛水、溺水、突然下沉、腿部抽筋等，因此游泳中的禁忌一定不能触碰。

（1）心脏病和传染病人千万不要游泳。

（2）游泳技术不高或者在陌生的危险水域游泳，不要打闹，以免发生意外。

（3）未做好陆上准备活动不要下水，以免因冷水刺激肌肉抽筋。

（4）如遇危险情况，切记不要慌张，要保持冷静，大声呼救或者自救解脱。

下面也简单为大家介绍几种情况下的自救方法：

（1）肌肉抽筋。水中抽筋是游泳中常遇到的危险，一般是陆上准备活动不充分造成的。一般以腿部和脚趾抽筋最为常见。如遇此情况，首先应保持身体在水中的平衡，腿部尽量伸直，然后用手抓住脚，脚尖向身体方向勾起，把脚尖尽量向身体方向拉，直至抽筋现象消失。如果情况严重，可以一边扳拉，一边向岸边游走，大声呼救。

（2）突然下沉。初学游泳者往往容易对体力估计不足，或者因体力分配不均，容易在游泳过程中突然无力，造成下沉。如果遇到这种情况，一定要保持冷静，可以在身体下沉时屏住呼吸，使肺部充满气体，等待片刻，身体自然上浮。然后可以采取踩水手部动作、蛙泳腿部动作，使头部保持在水面上迅速向岸边靠拢。如果身边有水线等辅助设施，可以借助休息一会儿，待体力恢复后立即上岸。

（3）水草缠绕。此种危险通常发生在自然水域中，因此如果到郊外游泳，一定要先观察好水下环境。如果遇到水草或者渔网缠绕，不要挣扎，保持冷静，找机会解脱。被缠绕后首先要放松身体，用手摸索被缠绕的情况，憋一口气，双手寻找解脱方法，如不能解脱，大声呼救。大家一定记住，水草和缠绕的绳子尖端会随着身体放松而向上向外扩散，但是需要冷静寻找缠绕根源。

6. 游泳中的其他注意事项

（1）营养补给。由于游泳过程中会消耗大量的能量，因此在游泳前后最好进行能量补给，可在运动前半小时吃一点含碳水化合物丰富的面包、面条、土豆泥、包子、香蕉等食物，以保证运动中有充沛的体力，同时也可防止低血糖的发生。领导干部在游泳过程中体内能量大量消耗，因此游泳后需要加大能量补充。糖分较容易被人体所吸收，同时人体也对糖具有较高需求，所以可以及时补充糖分，避免出现贫血等现象。除了糖分以外，还要重视对水、脂肪、无机盐以及维生素等营养补充。游泳后也可以补充适量的维生素，帮助稳定中枢神经，并加快新陈代谢，同时注意补充无机盐和水分，对出汗状况实现有效应对，降低其血液浓度，促进新陈代谢和血液循环。

（2）游泳运动恢复。游泳是一项高耗能的运动，比在陆地上运动支出能量大很多，因此游泳过后往往会产生疲劳感，领导干部应注意此时的运动恢复，以免运动效果适得其反。游泳疲劳感主要从神经、生理及心理三个方面体现出来。很多人经过高强度锻炼之后，其四肢会产生酸痛和无力等现象，甚至出现反应能力下降以及记忆力减退等情况，这都属于游泳锻炼疲劳的表现。[①] 领导干部在游泳后可以做一些放松练习

---

① 孙勇：《游泳训练疲劳的特点分析与恢复方法》，《运动训练学》2018年第8卷第6期，第35–36页。

或者肌肉关节按摩，帮助促进新陈代谢和血液循环，减少肌肉酸痛感。同时也要注意补充睡眠，避免熬夜或者过度劳累。

四、全民健身与领导干部游泳

领导干部游泳不仅对自身健康有诸多益处，同时也影响着全民健身活动的发展。2017 年 10 月 18 日，党的十九大在北京胜利召开，这标志着中国进入特色社会主义新时代。习近平总书记在十九大报告中提出："广泛开展全民健身活动，加快推进体育强国建设。"回顾党的十六大、十七大、十八大报告关于体育的表述，全民健身成为贯穿始终的话题，仔细研读不难发现，习近平总书记在十九大报告中首次将"全民健身运动"的提法改为"全民健身活动"，由"运动"到"活动"，这是"全民健身"一次质的飞跃。

1. 全民健身活动内涵

"全民健身活动"实际上是以习近平同志为核心的党中央基于当前我国国民体质持续下滑背景，分析我国体育发展众多不平衡出现的原因，提出的国家"全民健身"顶层战略设计。全民健身是指全国人民，不分男女老少，通过健身增强力量、柔韧性，增加耐力，提高 协调、控制身体各部分的能力，以达到身体强健的效果。由此可见，全民健身的对象不仅仅只是竞技体育参与者，同时还包括非竞技体育参与者，泛指全国人民。而习近平总书记在十九大报告中提出的"全民健身活动"中活动形式实际上是指为提高全国人民体质与健康水平而进行的一系列活动，这种活动形式不仅仅局限于体育运动，还涉及科教、文卫、产业等范畴。游泳作为一项竞技类与娱乐健身类运动项目自然也是全民健身活动的范畴。实际上领导干部选择游泳运动也是对全民健身活动的切身践行。

2. 领导干部游泳对全民健身的促进作用

2016 年 8 月 19 日，习近平总书记在全国卫生与健康大会上强调，没有全民健康就没有全面小康，提出要推动全民健身和全民健康深度融合。全民健身是促进全民健康的最有效、最直接手段，而全民健康又是实现全面小康目标最为关键的一步，因为全面小康的前提是全民健康。在习近平总书记的一系列公开讲话中，无不渗透着他的全民健身观。习近平总书记在十九大报告中提出广泛开展全民健身活动，由全民健身运动到全民健身活动是以习近平同志为核心的党中央带领全国人民如期实现全面小康目标在体育领域的重要抓手。即通过全民健身促进全民健康，从而助力全面小康伟大战略目标的实现。而在这一过程中，领导干部应义不容辞，发挥示范带头作用，带领群众一同参与到全民健身活动中来。而游泳作为传统的体育项目，有着较好的群众基础，大力推广游泳项目能够吸引更多的人参与到活动中来，有助于扩大全民健身计划的范围。游泳这项运动相较于其他运动更具有全面性和趣味性，在引导大众强身健体的同时，也能够促进人际间的沟通交流，创造良好的体育文化氛围。

领导干部游泳有助于引导群众开展游泳活动，建立良好游泳氛围，形成群众参与游泳运动的风尚，推动我国体育产业快速升级发展，最终达到通过体育助推国民经济持续增长的目的。

百岁专家的养生秘诀①

周有光（1906 年 1 月 13 日至 2017 年 1 月 14 日），原名周耀平，出生于江苏常州，中国著名语言学家。早年研读经济学，1955 年调到北京，进入中国文字改革委员会，专职从事语言文字研究。周有光的语言文字研究领域是中国语文现代化，他对中国语文现代化的理论和实践做了全面的科学的阐释，被誉为"汉语拼音之父"。

饮食结构：少荤多素。周有光说："很多荤菜不能吃，不吃油煎肉类，主要吃鸡蛋、青菜、牛奶、豆腐四样。但是牛奶和鸡蛋都不能多吃，鸡蛋一天一个。"在日常饮食中少荤多素对健康应是利大于弊的。从理论上看，几乎没有什么营养元素为肉类所独有，大豆的蛋白质含量接近牛肉的两倍；毛豆与猪肉中蛋白质的量基本相当；绿豆、豌豆、蚕豆中的蛋白质都高于鱼、虾、鸡、鸭、牛肉、猪肉和羊肉。从实践上看，包括周有光在内的大量高寿者在分享长寿经验时都提到了"多吃素"这样一条。因此"少荤多素"是值得大多数人借鉴和尝试的。

不吃补品：态度是敬而远之。"我们很少吃补品，人家送来的补品，我也不吃。从前在银行里，很多人请客，不能拼命吃，山珍海味会吃坏人，瞎吃不好。"进入 21 世纪，"以食代药"逐渐成为一种风尚，所谓的"药膳""药补不如食补""把吃出来的病吃回去"等等，充斥于网络及各种社交平台之中。很多食物有药用价值，这一点是毋庸置疑的，但我们不能

---

① 儒风君：《10 位百岁老人的养生之道：养生先养心》，腾讯网 2017 年 3 月 10 日。

盲目跟风，不问青红皂白，乱补一气。况且有些疾病必须用药，"食疗"是不起作用的。

坚持动脑：所谓"多动脑，人不老"。思维活动可增强人的体质和活力，即便年轻时不善思考的人，在60岁以后如果能使思维活跃起来也是极为有益的。学习一些知识，思考一些问题，健康状况可能优于始终不愿动脑的人。思维活动能延缓脑神经细胞的衰老进程，从而使老年人能够保持健全的思维和推理能力，降低多种疾病的发病率，客观上有助于延长寿命。

周有光的儿子周晓平在评价自己的父亲时说道："他看了很多锻炼脑子的书。他说一天到晚，无所事事，脑子也不动，没什么追求，不思考什么事，脑子就老化得快。脑子老化得快，即使有健康身体又有什么用啊？"周有光说到了，也做到了。在逐渐远离专业研究后，他仍然坚持阅读历史、文化方面的书籍，每天看《参考消息》，美国和香港的朋友会经常寄给他英文杂志。"我现在虽然不做专业的研究，但是语言学、文字学有新的东西，还是感兴趣。我看的东西很多，后来写成文章。"周有光对外界的事物始终保持着关注。

积极的情绪：可以让人健康长寿。现代医学研究证明，乐观的情绪不但可以使人保持稳定的血压，还有助于免疫力的提高，抵御多种致病因子。相反，消极的情绪则大大有损我们的健康。那么周有光在调控情绪上有哪些地方值得我们借鉴呢？

首先是不生气。经常生气伤害肝、肺，容易引发色斑，加速脑细胞衰老，诱发胃溃疡。总之，生气百害而无一利。现在有很多人经不起批评，一被戳到痛处就气愤不已，那么周有光是如何对待批评的呢？据其子周晓平回忆："他（周有光）很喜欢看人家的批评，尤其看重真正有水平的批评，比如梁文道的批评，他认为是很严肃的批评。有一个人说周有光是既得利益集团的一分子，我们听了都不大高兴，都说叫他们来看看我们家，这是个什么样子的既得利益集团分子。连小保姆都生气了，爸爸也没有生气。他给我看哪些地方批评得很好。爸爸在这个人大量'骂'他的文章里仔细地看，在他的批评上做了很多记号……对于那些乱七八糟的骂人话，他才不生气呢，他就喜欢看骂他的话，捧他的人太多不用看，骂他的话要看一下。"

微信扫码

★提升领导干部素质★加强党员干部修养
另配文章资讯、智能阅读向导

第七章

乒乓球运动与
领导干部健康

　　乒乓球起源于英国，属于隔网竞技的技能类项目。中国乒乓球队，在世界乒乓球锦标赛和各种国际比赛中成绩优异，乒乓球也被称为中国"国球"。2013 年 5 月，国际乒乓球联合会宣布将位于瑞士洛桑的乒乓球博物馆迁往中国上海，标志着以乒乓球运动为中心的文化平台向中国转移。我们在国内便可以触摸乒乓球运动起源、发展的历史脉络与轨迹，求到知识、寻到乐趣，体验乒乓运动的魅力，传承乒乓球的历史和文化。

　　乒乓球运动速度快、变化多、技巧性强、趣味性高，被称作"聪明人的运动"。乒乓球运动简单易学，对场地的要求不高，家庭、机关、学校里都可以打，也不受年龄、身体素质的限制，属于全人群运动项目。经常参加乒乓球运动，可以增强人体的呼吸、循环系统功能，全面提高人体新陈代谢，增进健康，增强体质。乒乓球运动这些在竞技体育之外的乐趣，让全民健身理念深入人心，乒乓球也自然也成了大众性体育活动。

　　据报道，陕西省女领导干部乒乓球队，自 1999 年 11 月成立以来，带领广大女领导干部参加强身健体的乒乓球运动。2013 年，76 岁的和丕诰退休前曾任陕西省工商联党委书记，是陕西省女领导干部乒乓球队的一员，也是所有队员中年龄最大的一位。从 1999 年球队成立以来，她始终坚持随队训练，体质增强了，也很少感冒了，而且身体的灵活性也增强了。陕西省审计厅原厅长李淑琴自从进了女领导干部乒乓球队坚持训练后，血压不高了，血脂也下来了。因此，买了乒乓球台安装在自己家中，带动老伴和孙子一起打乒乓球。全家老少齐上阵，其乐融融。

　　不仅是领导干部，参加首届全国高校"教授杯"乒乓球大赛的香港大学中国科学院院士、陆续打乒乓球 50 余年的叶嘉安也认为，许多拥有共同爱好的大学教授聚在一堂锻炼身体是一件有益的事，叶嘉安说："你无论做研究、做学术、教书，心情是最重要的，打乒乓球可以把我们锻炼得好一点。"

爱好乒乓球运动的向华荣经常向同事"炫耀"：打乒乓球对身体很有好处，自己一般不会得感冒。更重要的是，打球能让自己保持一种竞技状态，浑身上下都充满了活力。"以后我将继续坚持我的爱好，直到老得打不动了。"向华荣笑着说道。

《中国体育报》曾报道，家住北京石景山区的曹茹娴，2017年第一次参加"和谐杯"乒乓球比赛，在她看来，乒乓球运动是一项充满魅力的体育项目。她说："在我国，乒乓球是一项参与人群非常广泛的运动项目，不论男女老少都有参与。在运动场上不论输赢，大家的热情都非常高。通过参与乒乓球运动，人们不仅收获了健康，而且收获了快乐。我身边很多朋友年龄都已经很大了，但就是因为长期参与乒乓球运动，所以身体都非常好。我想这就是乒乓球最大的魅力，也是这一运动最吸引人的地方。"

一、乒乓球运动在领导干部群体中的普及程度

乒乓球在中国有广泛的群众基础，是人们日常生活中不可或缺的运动休闲项目。2017年，第十三届全国运动会首次设立了乒乓球群众项目，给予了群众更好的参与机会，让更多的人对乒乓球产生兴趣，逐渐参与，强身健体，让"国球"实现了更好的传播。今天看来，不管是专业的综合性体育场馆，还是临街的全民健身公园，大小机关的活动室、中小学操场，都常

常能发现乒乓球爱好者的身影，乒乓球真正是中国最普及的运动了。

《中国体育报》报道，在北京，有一项已经连续举办十三届的乒乓球赛事——"和谐杯"乒乓球比赛。作为北京市最大的单项群众体育品牌赛事活动"和谐杯"乒乓球比赛因奥运而生，自2007年创办至今，共吸引两千余万人次参与。以2017年的"和谐杯"乒乓球比赛为例，共有来自京津冀三地的5308支代表队报名参赛，举办比赛23074场，参赛总人数达72万人。

河南大学李鑫对郑州市市直机关调查显示，有25%的人每天坚持打乒乓球，有27.7%的人平均每两天打一次，有23.6%的人平均每三天打一次，有18.2%的人平均每周打一次，有5.5%的人平均每月打1~2次。通过对各年龄层的市直机关人员参与乒乓球运动的频率统计分析可知，29岁以下的机关人员因为生活忙碌，因而他们的锻炼次数不固定，平均每月打1~2次占多数。30~39岁机关人员选择平均每周锻炼一次、两次人数居多。在40~49岁和50岁以上年龄组，基本每天都打和平均每两天打一次的人数最多，因为在这个年龄阶段，工作中长年累积的久坐带来的一系列负面影响及营养过剩让他们意识到锻炼身体的重要性，他们都非常积极地加入到健身的行列中。通过调查了解到，越来越多的人选择在下班后进行锻炼，乒乓球运动晚间化已经成为市直机关的一种趋势。

银球飞舞、快乐乒乓，"公仆杯"中央国家机关乒乓球赛、北京部长将军领导干部乒乓球邀请赛以及地方区县杯领导干部乒乓球比赛，赛场上展示着各级领导干部热爱乒乓球运动、积极向上的时代风貌。乒乓球运动适合各个年龄段爱好者，小小的白球，要活跃在球台上，须眼明手快，脚步还要跟得上，充满趣味性和挑战性。乒乓球运动正以其独特的属性让领导干部从繁重日常工作中暂歇身心、劳逸结合，更加健康快乐。

二、乒乓球运动对领导干部
身体健康的促进作用

信息时代，电子产品的广泛应用，无纸办公、网络办公大大提高了工作、生活的效率，但这也使得我们身体的活动越来越少。办公室里，大多数领导干部平时都是坐着工作，除了吃饭或午休，很少有时间活动自己的身体，更谈不上肌肉运动。久坐的工作状态，容易出现颈部、肩部、腰部不适，甚至男性还会出现前列腺疾病。长时间使用电脑、手机等电子产品，屏幕强光对眼睛产生刺激，容易出现眼睛疲劳和干眼症，甚至时有白内障发生。

2015 年上半年发布的《重庆市民健康相关生命质量研究及影响因素分析》调研报告显示，干部、公务员及教师健康状况低于重庆市民平均水平。重庆市（厅局级）领导干部、公务员及教师人均患病例次分别为 3.6、2.4、2.9，远高于重庆市普通市民人均患病例次 0.81。

清华大学公共健康研究中心、爱康国宾体检机构等单位早在 2012 年就发布了《2012 年中国公务员健康绿皮书》报告，报告显示，在血脂异常、脂肪肝、超重/肥胖、骨质减少、血压增高等 9 个指标中，76.1% 公务员被检出至少有一项指标异常。

没有全民健康，就没有全面小康。健康是人类永恒的追求。"健康中国"的新蓝图，凝聚着政府、社会和人民群众的共同理想。一个人的健康，关系一个家庭的命运，而领导干部作为党和国家的宝贵财富，社会主义建设事业的领头雁，单位、部门的主心骨，家庭的顶梁柱，其健康状况尤其重要。

乒乓球运动速度快、变化多、技巧性强、趣味性高，挥拍打出的每一个球，都包含有速度、旋转、力量、弧线和落点五个竞技要素，智能、技能、体能三方面得到充分发挥与锻炼。人体的身体素质、力量素质、灵活性、协调性等都得到了全方位的锻炼，既有利于人的体力，也有利于脑力，具有广泛的适用性和较高的锻炼价值，是一项十分健康的运动。

1. 有利于促进领导干部健康生活方式的养成

领导干部健康现状不容乐观，曾有调研发现，有89.3%的领导干部处于亚健康状态。2016年，近八成的领导干部至少三项指标异常；到2017年，领导干部的健康状况更加严峻，从平均异常指标项数来看，领导干部样本人群平均每人负担4.9项异常指标，普通职员样本人群平均每人负担3.5项异常指标，也就是说，领导干部比普通职员平均每人多负担近两种疾病风险；2016年，排名第一的是颈椎病，63.4%的男性领导干部，53.9%的女性领导干部都有颈椎问题，排名第二是血脂问题，61.1%的男性领导干部，52.9%的女性领导干部都有血脂问题。颈椎病、血脂异常看似一个是骨科问题、一个是心血管问题，其实这两个问题也可以看成是一个问题，都和领导干部的工作习惯及生活习惯有着密切关系。

2015年4月，江苏省级机关举办体质测试比赛，近10家省级机关1000多名职工体测结果显示，以领导干部为代表的久坐人群，健康状况堪忧。在针对 40 岁人群所作的动脉硬化检测中，动脉血管"硬化"和"稍硬"的比率均超过了 40%。骨质丢失呈年轻化态势。通过询问发现，除了日常生活方式不合理以及对健身重要性认识不足以外，强调工作繁忙、难以克服惰性、锻炼方式不科学是对其健身态度和体质状况产生负面影响的最主要因素。

生活方式指人们生活活动的形式，是一个人生活习惯的总和。众所周知，生命在于运动，运动有利于健康。2000 多年前的希波克拉底就说过，"阳光、空气、水和运动，这是生命和健康的源泉"。有专家指出，90% 以上的疾病都是由不良的生活方式和缺乏有规律的体育锻炼习惯所造成的。运动于生命如此重要，运动理应成为人们的健康生活方式，可实际上领导干部并没有足够重视，首先是认知方面，认知不到位，健康素养不够。对领导干部来说，培养运动意识，提升健康素养，养成运动习惯至关重要。

素养的提高、习惯的养成应该是先易后难，注重兴趣引导，真正从运动中体会到快乐。在各种各样的运动中，乒乓球运动的所需条件最为简单，也最容易做到，一张球台、一个小球、两个球拍就行，便于随身携带；场地限制不大，不太受天气的影响，室内室外都可以进行；竞技、娱乐自选，作为运动来讲，对技术要求较低，高手可以和高手打，水平低的自然也有自己的伙伴，一样享受乒乓乐趣，运动量可大可小；老少皆宜，不同年龄、性别和身体条件的人都可以参加。所以乒乓球运动容易被领导干部所接受，也容易坚持下来，久而久之运动成为生活习惯，作为保持健康生活方式的重要因素。

2. 有利于领导干部提升身体素质，促进身体健康

乒乓球运动是以速度、爆发力、灵敏等为主的有氧代谢和非周期性的运动项目，活动部位全面，运动幅度比较大，各种动作涉及全身各大肌肉群，以及脊椎、四肢、手指的关节运动，运动部位十分全面充分。经常性、习惯性并维持一定运动时间与强度的乒乓球运动，可以提升领导干部身体素质，提高人体的运动系统、心血管系统、呼吸系统、神经系统的功能，缓解视觉疲劳，促进身体健康。

3. 乒乓球运动对运动系统的作用

人体的运动系统由骨骼、肌肉、关节等组成，骨骼是人体的支架，关节是连接骨与骨之间的枢纽，肌肉附在骨骼上。运动系统的首要功能是运动。人体在神经系统的支配下，通过肌肉的交替收缩和放松，完成关节屈伸、旋转等各种活动，使人体能做各种动作。即便是完成一个简单的移位运动，需要一些肌肉收缩，也有一些肌肉适度放松并保持一定的紧张度，这样协同配合，才能使动作平滑、准确。人体的骨骼的质量，关节连接的牢固性、灵活性，肌肉收缩力量的大小和持续时间的长短等，在很大程度上决定人体的运动能力。人体的运动系统是否强壮、坚实、完善，对人的体质强弱有重大影响。

人自出生后，骨骼的骨量随年龄逐渐增加，一般成人在35岁时达到高峰，之后逐渐减少。骨量低、骨量的流失常没有明显症状，一旦出现疼痛、骨折等明显症状时，往往已经发生了骨质疏松，老年退化性骨质疏松就是这种情况。骨质疏松的一个重要原因就是运动减少，肌肉呈衰退状态，降低了对骨组织的机械力作用，使骨骼处于废用状态，骨吸收大于骨形成，从而造成骨量减少。

乒乓球运动中肢体不断地移动，手腕、手指动作细腻、准确，全身各关节、肌肉高度紧张协调；击球时肌肉急剧收缩，肌肉强有力地牵拉所附着的骨骼，增加了骨的机械负荷，改善了骨的血液循环，有效刺激骨细胞的生成。

研究证实：体育运动负荷直接或间接地作用于骨，使骨产生适应性改变，当应变低于阈值下限时，骨量将丢失；应变超过阈值上限时，骨量将增加；应变在上下限之间时，骨量将维持在稳定水平。骨骼也是"用进废退"的，建议每天至少运动半小时，以延缓骨量丢失。健步走、慢跑、骑自行车、打乒乓球等都是很好的运动。此外，乒乓球运动可以促进骨蛋白合成，增加骨质总量，使骨盐沉淀增多、骨质增厚，从而增加骨骼在生长过程中所需的维生素 D 的含量，促进钙质的吸收，减少钙质的流失。

长期坚持打乒乓球可使一定体积的肌肉中毛细血管的分布数量大大增加，肌肉体积、力量、弹性增加，输送氧气、养分的效率提高；还能增加骨骼的密度，增加关节面软骨的厚度，使关节周围肌肉发达、力量增强、关节囊和韧带增厚，提高整个关节的强度及韧带的柔软度，增强关节的稳定性、提高关节的灵活性。

长期参加乒乓球运动，有意识地训练身体肌肉协调配合，随着运动水平的不断提高，肢体活动范围、肌肉运动量的加大，能实现最大限度收缩，使全身肌肉的弹性增强、肌肉力量增大，改善提高骨骼、关节等组织的功能，锻炼出了速度素质、力量素质和身体的灵敏性、协调性，最终提升人体的运动系统运动、支撑和保护能力。

4. 乒乓球运动对心血管系统和呼吸系统的作用

人体的心血管系统包括心脏、血管和血液，三者组成一套非常完善的运输系统。心脏节律性的搏动是血液流动的原动力。血管是供血液流通的渠道，依血液运输方向可分为动脉、静脉与毛细血管。动脉从心脏将血液带至身体组织，静脉将血液自组织间带回心脏，毛细血管则连接动脉与静脉，是血液与组织间物质交换的主要场所。血液负责运输养料和氧气，排出代谢废物和二氧化碳。信息时代，随着生活节奏加快、心理压力增大，心血管疾病的患病率、死亡率居高不下。国家心血管病中心组织编撰的《中国心血管病报告2018》指出：总体上看，中国心血管病患病率及死亡率仍处于上升阶段。推算心血管病现患人数2.9亿人，心血管病死亡率仍居首位，占居民疾病死亡构成的40%。

一颗强健的心脏、机能良好的血液和血管是身体健康所必须具备的基本条件。心脏在运动过程中要为肌肉输送大量的血液，经常参加乒乓球运动可以使心脏粗壮有力、心搏徐缓、收缩力增大，每搏输出量增多，心肌血液供应增多。也可以促使心脏血管舒张期延长，心脏每次收缩后都可得到一个较长时间的舒张期，得到较好的休息与恢复，提高心脏的工作效率，使心血管系统的结构和机能得到改善，有利于身体的新陈代谢，提高整个身体机能水平。

一般健康成年男子安静时心率在65~75次/分钟，成年女子为75~85次/分钟；而受过乒乓球训练的运动员，安静时，男子心率为55~65次/分钟，女子为70次/分钟左右。领导干部通过乒乓球运动，一方面提高了心脏的功能，另一方面还使心肌逐渐习惯于异常快速的收缩，必要时甚至可以收缩到200

次/分钟，只有这样才能担负较长时间的艰苦而繁重的劳动和工作，胜任领导岗位。

乒乓球运动不仅需要力量和速度，对灵敏性和耐力也有要求。运动中、球场上的灵活快速反应等都属于灵敏性要求，动作灵敏能更加迅速地接球、击球。耐力是维持乒乓球运动中所要求的强度及速度的能力。耐力能让选手在比赛中有更多的战术选择，尤其在运动、比赛后期，耐力强的运动员，具有更强的力量和更快的速度，在结束运动后并不感到过度的疲累。

乒乓球运动是一项强度平均值较低的耐力负荷运动。在乒乓球运动中，心率一般在 145～155 次/分钟之间。在这一强度下坚持较长时间运动，能增强呼吸肌的力量和耐久力，呼吸肌的力量增强了，胸廓的活动范围扩大，充满气体的肺泡数量增多，肺活量增大，肺储备能力增强，呼吸系统的换氧功能得以提高。随着运动水平的提高，呼吸深度增加，肺通气量相应增大，氧气可用能力也增加，增加肺的容量和通气量，提高肺部功能，进而提高呼吸系统的功能。

一般人的呼吸浅而急促，安静时 12～18 次/分钟，经常打乒乓球的人呼吸缓慢，为 8～12 次/分钟，这就使呼吸肌有较多的休息时间，心肺功能是耐力运动的基础，耐力训练对改善和提高心肺功能有很大的作用。

5. 乒乓球运动对神经系统的作用

人体的所有活动都是在神经系统支配下的协调活动，经常参加体育锻炼有利于神经系统的功能提高。体育锻炼能改善神经系统的调节功能，提高神经系统对人体活动时错综复杂的变化的判断能力，并及时作出协调、准确、迅速的反应。

乒乓球在空中飞行速度比较快，正手攻球只需 0.15 秒就可到达对方台面。0.15秒内，运动员要对高速运动的来球方向、落点、旋转、力量等因素进行全面观察、决策判断，肢体运动配合调整击球方向与拍面角度，接球、还击。在这个过程中，神经系统需要迅速动员和发挥各器官、系统的机能，使之协调以适应肌肉活动的需要，配合完成各种高难度动作。

乒乓球是以重复练习为主的运动，经常从事乒乓球运动，能使大脑神经细胞持续得到锻炼，工作能力提高，反应灵活迅速、准确协调。实践证明，乒乓球练习次数的增加能使大脑及全身神经系统得到刺激锻炼，大大提高了神经系统的反应速度、神经工作过程的强度、灵活性以及神经细胞工作的持久性，使神经细胞得到充足的能量物质和氧气供应，从而促进了脑血液循环，使脑组织的工作效率有了显著提高。

生活中我们常常看到，乒乓球运动员常常展现给大家的形象是机体灵活、耳聪目明、精力充沛，这都是长期锻炼的结果。

6. 乒乓球运动对视力的作用

互联网时代的到来给人类文明带来了巨大的进步，也使生活变得更加便捷。如今，电子产品已经成为人们生活中不可或缺的物品，离开电子屏幕和手机的生活是不可想象的：多少人的工作是要面对电脑屏幕来完成？多少人的生活是睁眼摸手机、睡前放手机？电脑、电子产品让我们生活工作更便捷、沟通效率更高。但凡事都有两面性，手机等电子产品的过度使用也出现了许多新的问题，比如不少人手机、平板电脑不离手，上班时看电脑，闲暇时也要捧着手机刷不停，甚至有个别的沉迷于电子游戏，影响工作生活。

手机、平板电脑等电子产品对人最大的危害就是伤眼睛。

中医认为，久视伤血，血不足以养肝，肝开窍于目，长久以往，自然会伤到双眼。尤其是长时间使用手机等电子产品，长期近距离视物，晶状体总是处在高度的调节状态下，容易引起视觉疲劳；同时，眼睛看近处物体时，两眼球会聚向鼻梁方向，使鼻外肌肉压迫眼球，天长日久，眼轴就会慢慢变长，造成近视。近视的重要成因就是眼睛疲劳。

据国家卫生健康委员会发布的调查结果显示，2018 年全国儿童青少年总体近视率为 53.6%，即一半以上儿童青少年近视。近视已成为影响我国国民尤其是青少年眼健康的重大公共卫生问题。

打乒乓球，不仅能健身，而且对眼睛也有保健作用，国际上普遍认为乒乓球是最有效的改善近视眼的运动。2016 年，国家卫生部近视眼重点实验室在青少年近视防控整体解决方案中明确提出：每天参加户外运动 1 小时以上，多放风筝，多打乒乓球（用黄色的乒乓球）。

我们在打乒乓球时，既要"手疾"更要"眼快"，两只眼睛以运动中的乒乓球为目标，紧紧盯着穿梭往来、忽远忽近、旋转多变的快速来球，眼睛不停地看远看近、看上看下、看左看右，使眼球内部不断运转，睫状肌和眼球外肌交替收缩和舒张，眼睛的调节弹性得到了极大的锻炼，大大促进眼球组织的血液供应和代谢，改善了睫状肌的紧张状态，血液循环增强，眼神经机能提高，能使眼睛的疲劳消除或减轻，尤其是在户外时，阳光为全光谱光源、视线景深较深且清楚、运动时交感神经较活络，起到缓解眼部疲劳、预防近视的作用。

三、乒乓球运动有助于促进领导
干部心理素质提升

健康不仅指一个人身体没有出现疾病或虚弱现象，还指一个人生理上、心理上和社会上的完好状态。人的健康不仅包括躯体健康，也包括心理健康。体质强壮、精力充沛、生命力旺盛，对一个人的精神面貌、思想情绪、心理状态都具有重大的影响和作用。领导干部心理健康是指领导干部在适应环境的过程中，生理、心理和社会性方面达到协调一致，保持一种良好的心理功能状态。

领导工作是一项复杂紧张压力极大的工作，领导工作的性质决定了领导干部遇到的心理冲突较多，领导干部既需要良好的身体、充沛的精力，更需要稳定的情绪、健康的心理。领导干部作为特殊的社会群体，其心理状况不仅关系到个人和家庭的幸福，也关系到社会的发展和民众的福祉。具有良好的心理素质，保持健康的心理状态，是领导干部切实履行工作职责、不断提升工作能力的客观要求。2018 年，中共中央办公厅印发了《关于进一步激励广大干部新时代新担当新作为的意见》，提出要关注干部心理健康，坚持严格管理和关心信任统一，政治上激励、工作上支持、待遇上保障、心理上关怀，增强干部的荣誉感、获得感。

国家税务总局党校管理学教研室主任周敏教授和该校心理训练中心副主任李朝波将领导干部常见心理冲突总结为四个方面：一是既要提升工作显成效，又要承担责任潜在风险。在挑起"发展"重担的同时，还要面临"责任"的风险不确定性，责任重大和能力有限的矛盾，使部分领导干部经常陷入极大的心理苦闷。二是既要受规则明约束，又要遵循人情潜规则。有时严格执行制度、按规定办事行不通，但是若能理顺人际关系反而有灵活处理的办法，这就要求领导干部要把握灵活性、策略性、艺术性去处理问题，尤其需要高度警觉地处理各种微妙关系。为此，他们不得不耗费大量时间和精力用在协调复杂的人际关系上，这种工作特点让他们劳神费心、心力交瘁。三是既是"社会人"，又是"行政官"。领导干部所扮演的角色十分复杂，既身处个人庞杂的社会关系网络中，又是公共权力的掌握者和公共资源的支配者，在面对"人情请托"时，经常左右为难。四是既需要奉献，又需要实现自我价值。在目前的干部管理体制下，自我价值的外化象征物都与职务职级直接挂钩。遗憾的是，金字塔的人事结构致使很多领导干部遭遇"天花板效应"的晋升尴尬，职业的公共价值和个人的自我价值这组矛盾经常在领导干部的内心深处碰撞。

　　现实工作与生活中，有的领导干部心理调适能力强，心理状态好，也有的领导干部由于种种原因致使这些矛盾和冲突未能得到及时解决，有的甚至上升为心理问题。大数据检测显示，领导干部经常表现出如下一些心理问题：一是明显的心理焦虑，工作生活中情绪不稳定、精神紧张、易躁易怒。二是较长时间有情绪低落，抑郁状态持久。三是有较明显的躯体化症状，反复出现头痛、胸闷等不适症状。四是人际关系的处理能力在减弱，不太愿意在现实环境中进行人与人的有效交流。

　　领导干部心理健康的标准主要包括以下五个方面：一是具有正常的智力，而智力是认知能力的综合。二是具有稳定的情绪，不易为一般情景引起强烈的情绪反应，或引起的情绪反应较为缓慢。人的情绪是人对客观事物是否满足需要而产生的态度的体验，是以人的认识为基础的。认识深刻，情绪情感深刻；认识肤浅，情绪情感肤浅；如果没有认识就谈不上情绪和情感。建筑在正常认识基础上的情绪和情感，才是稳定的情绪和情感。三是具有健全的人格，能够时刻保持人格的健全完善和人格的健康完整，在人格方面表现出正常人的人格特点，不偏执、不呆板、不狭隘，能坦荡自如地看待和处理人生活中的各种现象和问题。四是具有良好的社会适应性，行为适度，符合领导干部的角色身份。五是具有和谐的人际关系，马克思主义认为，人是社会关系的总和，人扮演什么角色，都体现在人与人的人际关系之中，人在不同的人际关系结构中，必须扮演不同的角色。

研究表明，乒乓球运动是保持和增进领导干部心理健康、消除心理疾病的重要方法之一。乒乓球运动既是群众项目又是竞技项目，比赛中高水平对抗激烈，运动员情绪状态非常复杂，需要高超的情绪管理技巧和沉着应战的心理素质。现代体育尤其是竞技体育认为，乒乓球运动可以培养运动员追求成功、尝试冒险、依靠努力和奋斗赢得胜利、超越现状的心理倾向。长期坚持乒乓球运动，参加乒乓球比赛、训练，经常经受变幻莫测、胜负难料的激烈竞争的锻炼，在比赛中训练对对方战术意图的揣摩经验，可以使人远离工作和学习中的烦恼和焦虑，从中获得健康愉悦的心情，产生兴奋、机敏、积极乐观的心态，建立起积极的人生观和世界观，以健康的心态去工作、去学习、去奋斗，对领导干部心理素质具有较高的锻炼价值。

1. 提升领导干部的认知能力

乒乓球运动是一项竞技性很强的运动，乒乓球比赛场次多，持续时间长，竞争激烈，体力消耗大，参赛者必须具有顽强的意志和坚强毅力才能克服身体上的极度疲劳。乒乓球运动也是一项对思维以及身体敏捷性要求都很高的项目，讲求高度的头脑和身体配合。同时，乒乓球运动中技、战术的运用，高难度动作的完成也说明乒乓球运动是一项智力因素极强的运动项目。

经验表明，有较强运动能力的人，也大多拥有较强的学习和接受新知识的能力。所以，乒乓球运动不仅是体力的较量，也是智力的角逐，而智力是认知能力的综合。智力上的角逐常常是激烈异常，表现也极其复杂，尤其是当双方实力较为接近时，斗智就显得更为重要了。乒乓球运动过程中运动员根据乒乓球的旋转变化和速度的差异，观察对方的技术特点，揣摩对方的战术规律，分析对方的心理，果断地给对方出其不意的一击。有时也运用各种假象、假动作来迷惑对方、欺骗对方，扰乱对方的常规思维，增加对方的心理压力，使对方产生错误的判断。

长期从事乒乓球运动，不仅可以帮助领导干部锻炼身体，更能够在潜移默化间提升大脑的运转速度和效率，锻炼独立分析问题和解决问题的能力，使智力得到全面的开发，心理潜力得到充分的挖掘，思维和创造能力得以持续训练。

2. 提升领导干部的情绪智慧

研究发现，情绪可以抑制或增进运动操作。愉悦的情绪将有助于运动技、战术的发挥，紧张或焦虑的情绪将抑制和影响竞技水平。

　　众所周知，乒乓球运动作为高技巧性运动，情绪稳定很关键，不良的情绪状态很容易导致失败。乒乓球运动员的情绪调节，将直接影响整个比赛的结果。乒乓球比赛中，运动员出现情绪波动时常运用呼吸调节法，有意识地进行舒缓的腹式呼吸，使心理得到安静；也常用自我语言暗示法，使心理得到放松，以稳定情绪。

　　第44届乒乓球锦标赛中国对瑞典四分之一决赛第三场，王涛对瑞典名将埃德瓦的第二局对垒中，比分交替上升，直打到31∶29，王涛才艰难取胜。这局比赛，双方运动员与其说是在进行技、战术与体力的较量，倒不如说是对双方的意志力和情绪控制能力的考验，在这种关键时刻，哪怕稍有急躁之情都会造成动作失误，从而导致失败。王涛当年最终赢得了胜利，用顽强的斗志和良好的控制能力，留下了乒乓史上的经典之作。

　　长期坚持乒乓球运动，可以提高领导干部的情绪智慧。在传统的理念中，人的理智和情感总是对立的，讲理智就不讲情感，讲情感就是不理智的。美国著名心理学家彼德·沙洛维（Peter Salorey）于1990年提出，如果把情感和理智结合起来，必然可以大大提高活动效率，一件事既是应该做的，又是喜欢做的，必然是高效率的。沙洛维认为，智力只决定一个人未来成功的20%，而把理智和情感结合起来的情绪智慧，可以决定一个人未来成功的80%。美国《纽约时报》科学专栏作家丹尼尔·戈尔曼（Daniel Goleman）于1995年出版了《情绪智慧》一书，提出的对情绪智慧的5点解释已被社会认可：了解自己情绪的能力、控制自己情绪的能力、用情绪激励自己行为的能力、了解别人情绪的能力、和别人友好相处的能力。

3. 塑造领导干部的健全人格

人格涵盖气质和性格两个方面，气质是人心理活动发生和表现的速度、强度和灵活性方面的特征。气质无好坏之分，也不涉及社会评价。不同气质类型的人扬优抑弊，都能更好地发挥自己气质类型的优势。性格则是人的稳定的态度和习惯化了的行为方式所表现出的心理特征，包括对人、对事、对己的态度和已经习以为常的行为方式。

蔡元培曾说，完整人格，首在体育。乒乓球等体育运动要求人们要不怕困难、不畏艰辛，在克服困难的过程中锻炼顽强的意志品质和吃苦耐劳的优良作风。有调查表明，经常打乒乓球的人无论在什么年龄段，性格都比较开朗、积极、意志坚强。我们知道，三岁看大，七岁看老，人格的塑造功能并非一朝一夕能实现的，而是一项长期的系统工程。研究发现，乒乓球等体育运动能激发愉悦情绪，是治疗焦虑和抑郁的有效方法，有助于这项工程的实现。在乒乓球等体育运动的过程中，人们通过观察、记忆、想象、思维等认知活动，勇敢尝试、果断判断，积极参与竞争，直面挑战，体验到成功带来的满足感，增强了自信，自我效能在一定程度上也得到了提高，这种经历对于塑造人的健全人格有很大的帮助。

4. 提升领导干部的社会适应能力

乒乓球比赛的竞技运动属性，使得比赛的竞争都非常激烈，战机稍纵即逝，成功和失败的可能性时刻转换，参赛选手交替体验两种不同角色、适应不同角色。参赛选手在比赛中不仅要调整自己的技术、战术主动赢得比赛，还要揣摩对方战术意图，阻止对方得分。参赛选手的情绪状态随比赛形势起伏而复杂多变，需要选手主动调适自己的心理状态，不断适应赛场变化取得制胜分。领导干部通过这种胜负难料、变幻莫测的激烈竞争的锻炼，能交替体验失败、胜利两种角色，锻炼自己面对顺境和逆境等复杂局面的把控技巧，增强社会适应能力。

5. 提升领导干部的人际关系的处理能力

乒乓球运动的群众运动属性本身具有社会性、群体性的特征，单人对打、双人对打、男女协作双人对打等，都需要高度的团队合作意识，需要同伴之间的紧密协作配合，大家一起进行乒乓球运动，既缩短了人与人之间的社会距离，又给参与者提供了一个相互了解、相互沟通的交际平台。所以，乒乓球运动是增进人与人之间感情的手段、锻炼人际关系处理能力的方法之一。

领导干部积极参与到乒乓球运动中来，以球会友，促进彼此之间的认识和了解，多一些交流，可以使人际关系更加和谐、社会支持系统更加完善，生活更加丰富多彩。

四、领导干部进行乒乓球运动的注意事项

我们知道，乒乓球运动是集趣味性、挑战性并存的运动项目。坚持参加乒乓球运动能提高机体免疫力，有效调节和改善心血管系统、呼吸系统、神经系统的机能，提高灵敏、协调、速度、力量等身体素质，培养机智、勇于拼搏的良好心理品质。由于活动范围小，对抗也不像篮球、足球那样直接激烈，只要平时注意的话，打乒乓球也不容易受伤。但是乒乓球运动速度快，变化多，动作结构较为复杂，运动量也是较大的，腕、肘、肩部、腰部用力较大，常易引起手腕关节肌腱牵引过度及

肩关节周围的腱鞘炎，其他如膝关节、腰部也会因运动不当而引起损伤，尤其以腰背部及上肢为主。要想发挥乒乓球运动的最大效能，还要积极避免运动损伤。

在进行乒乓球运动之前，尤其是在室外，细心检查清理场地环境，消除有可能会造成伤害的潜在危险，比如球台附近、球台四周，不要有太近的障碍物，地面清理干净，防止滑倒受伤。运动前应做一些专门性、适应性热身练习，如慢跑、徒手操等，活动各关节、韧带、肌肉，使人体能适应乒乓球运动的各项要求。

平时打乒乓球时应注意循序渐进，根据自身身体状况严格控制运动负荷，运动量由小到大，要掌握正确的打球方法，不要过度运动。进行竞技性比赛时，随着竞技程度的加剧，运动强度也会升高很多，这对于心脏功能较弱的人来讲，可能会产生不良影响。领导干部从事乒乓球运动要根据个人体质、体能状况科学管控，避免过度疲劳，一般每次练习 30～40 分钟，心率在 120～130 次/分钟，就可以达到锻炼效果了。

打球结束之后应该做好整理放松活动，时间一般为 5～10 分钟，可采取慢跑、四肢放松摆动、局部按摩等多种方法措施。

链接：乒乓球运动损伤的预防原则

在乒乓球运动中出现运动损伤是较常见的，在乒乓球的训练或比赛中，为了预防运动损伤必须充分了解损伤的原因，针对直接原因和潜在原因采取预防措施，认真进行调查研究，及时总结经验教训，掌握运动损伤的发生规律，制定出合理的预防计划，通过加强自我保护和防范意识，重视全面发展等手段可以最大限度地减少或避免运动损伤。常见的预防原则有以下几种。

一、调节身体处于良好的状态

调节身体处于良好的状态，方法包括：①加强自身力量、耐力、柔韧、平衡、协调、稳定等基本素质；②增强运动员对损伤的防护意识；③调整运动员在比赛过程中的心态。

二、重视运动前的准备运动和运动后的整理运动

1. 准备运动

训练和比赛前的准备活动是十分重要的，它不但能使血液流动加快、体温升高、肌肉的应激性上升、关节和韧带的柔韧度增加，对抗内脏惰性，使其尽快进入稳定工作状态，而且可以缓解比赛过程中的紧张感，调整赛前的心理，起到预防运动损伤的作用。现代乒乓球新赛制要求运动员尽快进入最佳状态，对生理机能和心理要求都很高。如果运动员的神经系统和各内脏器官的功能没有充分调动起来，关节、肌肉、韧带没有得到充分调动，较易出现损伤。

因此，在乒乓球的正式训练或比赛前，必须使身体各部分充分进入运动状态，应确保准备活动与专项训练相吻合。准备活动分为一般准备活动和专项准备活动。乒乓球运动员要进行充分的一般准备活动，还要重视与专项运动动作相适应的准备活动，如动态拉伸、步伐训练等。

2. 整理运动

整理运动，即放松活动，是消除疲劳、促进体力恢复的良好方法。从预防运动损伤方面看，具有与准备活动同样重要的作用。整理运动包括呼吸体操、慢跑和组织牵伸活动。剧烈运动后进行整理活动，可使呼吸系统仍然处于一种较高的活动状态，进一步补充剧烈运动过程中所消耗的高氧量。运动后的慢

跑，可使心血管系统短时间内维持快速流通的状态，促进血液循环，加快代谢过程，有利于氧的交换和代谢产物的排出。运动后做伸展运动，可以使肌肉放松，消除肌肉的痉挛，改善肌肉的血液循环，减少肌肉的酸痛和僵硬程度，消除局部疲劳，对预防运动损伤有着积极的意义。

3. 提高运动训练的专业水平

乒乓球运动专业水平欠佳，如训练水平不高，身体素质不良，在战术、心理因素方面的不稳定，在运动过程中违反了身体结构和人体运动时的生物力学原理而导致运动损伤。因此，在预防运动损伤方面要求乒乓球运动员具备综合素质，要安排适当的身体素质训练，加强专项素质的练习。针对容易发生损伤的肌肉群，加强力量和关节的灵活性，增加全身的协调性。同时掌握机体结构、技能特点，把握运动生物力学原理，提高运用战略、战术的综合能力，培养乒乓球运动员坚决果断的意志品质、勇敢顽强的拼搏精神，最大限度地减少或避免运动损伤。因此，加强和提高乒乓球运动训练的专业水平对预防运动损伤具有重大的意义。

4. 遵循科学合理的运动训练原则

系统原则、循序渐进原则要求我们完成某一动作时遵循一个渐进的过程，这是一个逐步积累的过程，也是一个让机体适应的过程，不能急于求成，忽略基础，否则极易导致运动损伤。在运动训练中，始终坚持个体化对待，利于个体的技术进步和伤病的防范；不断巩固和加强所学习的动作，形成条件性反射，动作的熟练可减少运动损伤的发生。违背了运动规律和原则的锻炼，不仅对于提高运动员的竞技水平没有帮助，还会伤害到运动员的身体机能。因此，应遵循训练过程的客观规律和科学的训练原则，有序、合理地锻炼，提高对体育运动的认识，减少和避免运动损伤的发生。

（廖远朋主编：《乒乓球运动常见损伤的预防及治疗》，科学出版社 2017 年版，第 16—18 页。）

第八章

传统健身运动与
领导干部健康

　　长期以来，中国形成了以太极拳等传统健身运动为代表的体育文化。中国传统健身运动所表达的系统生命观和整体健康观，诠释了人们追求身体与心理、人与环境和谐统一的健康观念，正在影响着世界上越来越多的人。我们有重视传统健身运动既往经验，从中央到地方各种培训、各种民间组织都做了很多工作，我们也从中收获了健康、快乐、人格与幸福。

　　据媒体报道，2016 年 11 月 19 日，中央国家机关司局级干部太极拳培训班正式开班，来自中央 43 个部委、223 名司局级干部报名参加了培训。实际上，太极拳运动在中央国家机关各部委一直就有所开展，21 世纪初以来，中央国家机关工会联合会通过举办太极拳培训班、组织代表队参加太极拳赛事等一系列活动，掀起了各部委职工学习太极拳的热潮。2011 年 10 月，中央国家机关太极拳协会在全国人民政协礼堂成立，来自国务院办公厅、外交部、国家发展和改革委员会等 78 个部、委、局的工会负责任人及太极拳爱好者，共计 1000 多人参加了成立大会。中央国家机关太极拳协会的成立，推进了全国健身活动的广泛开展，活跃了机关文化生活，增强了干部队伍身体素质，为中央国家机关各项任务顺利完成提供了重要保障。

　　2018 年 7 月 11 日，代表着中国太极拳最高水平的全国太极拳健康工程系列活动——2018 年太极拳公开赛（西南、西北赛区）在陕西省宝鸡市体育馆胜利闭幕。本次公开赛成功进行了套路、器械、推手等个人和集体项目比赛，各路太极高手形神兼养、动静相宜，展示了太极的魅力，阐释了武术的精髓，充分展现了高规格国家级太极拳大赛的风采。宝鸡市金台区深度挖掘区内历史人文资源，致力于弘扬太极文化，推广太极国粹，积极开展太极拳"六进"（进机关、进企业、进学校、进社区、进农村、进军营）活动，这些广泛的群众性活动对于弘扬太极文化、促进全民健身，产生了积极的推动作用。目前，宝鸡市金台区习练武术人口达到15万人次。此次2018年太极拳公开赛的举办有力地推动了太极文化的融合发展，为太极拳习练者打造了一个国家级交流平台。

为贯彻落实《全民健身计划（2016—2020年）》，促进"太极拳健康工程"建设，培养全国各地群众太极拳骨干力量，进一步推动群众太极拳运动的普及与发展，国家体育总局武术运动管理中心在浙江省湖州市举办全国太极拳健康工程系列活动——2019年第一期太极拳骨干培训班。

一、传统健身运动的理念和原则

中华民族5000年的悠久历史创造了光辉灿烂的传统文化。作为传统文化重要组成部分的传统健身运动是我国古代劳动人民创造的，是中华民族在长期的生活斗争实践中逐渐积累、提炼、发展起来的传统文化遗产，是中华民族传统文化中的精髓，也是我国传统医学宝库中的珍品，历史悠久，源远流长，深受民间喜爱。

中国传统健身运动思想根源于中国传统文化。中国传统健身运动的理论基础是中国古典哲学中的"阴阳学说"。阴阳者，天地之常道。哲学上的阴阳学说主要是用来解释世界，而我国古代传统健身运动的阴阳学说主要是用来解释人体。传统健身运动继承了传统中医学的理论和古代哲学思想的精华，从整体观、系统观、发展观为出发点，主张从综合分析的角度去看待生命和生命活动。理念上主张致中和，要求天人合一、形神兼养、动静结合。

远古时期，人类就认识到运动是一切生命的源泉，劳动是人类赖以生存的基本手段。中华民族祖先在漫长的劳动实践中，从日常的生活和生产中总结发现，通过打呵欠、伸懒腰等动作，并配合深而长的呼吸、身体通常保持静坐、站立或者活动四肢的方式来调节局部或者全身的疼痛。早在4000多年前的尧时期就有了通过"舞"的方式来却病治病的记录，《黄帝内经》也有"五音疗疾"的说法，"宫商角徵羽"分别与"五音"相对应，通过声波和五行的搭配，给予人体对位治疗。人们逐步认识到人与自然的关系及生命规律，并学会运用自然规律改善人类生活环境，增长了智慧，强壮了身体，延长了寿命。

这些初始的发现得到了后人的继承和创新，大多在工作、生产之余进行，有的欢庆丰收，有的欢度佳节，有的祝贺新婚，有的消遣娱乐，传统健身运动成为老少皆宜的运动方式。后来儒、道、佛、医纷纷研究应用、世代传习，发展成为五禽戏、易筋经、八段锦、六字诀等自我身心锻炼的养生健身方法，独立运用于健身和医疗保健，成为祖国医学五大医疗技术的一部分。

传统健身运动动静相宜、形神兼修，其作用不仅在于健身防病，延年益寿，而且能陶冶性情，涵养道德，开发智力，激发潜能，是领导干部作为养生保健的传统体育项目。

1. 天人合一

天人关系问题是中国古代哲学的基本问题。"天人合一"作为一种处理天人关系的重要思想，指包括人类在内的天地万物是一个整体，人与万物在这个"整体"之中相互依赖、共同生存。"天人合一"语出张载《正蒙·乾称》，实际上早在先秦时期，哲学家们就奠定了天人合一的理论基础。老子在《道德经》中说："人法地，地法天，天法道，道法自然。"视天、地、人为一体，天人合一。张岱年认为"天人合一"有两层意思：一是天人相应，二是天人相类。宇宙自然界是个大天地，人则是一个小天地。天人相应是说人的生命活动与天地大自然是互相联系在一起的，故一切人事均应顺乎自然规律，达到人与自然和谐。《素问·气交变大论》说："善言天者，必应于人"，天人相应理论的核心思想是把天、地、人统一起来，把人作为天的一个子系统，强调天与人的相应性。天人相类是指宇宙自然是大天地，人则是一个小天地，是天人相应之天地人本源一气说的进一步发挥。

《黄帝内经》把人与自然界看成一个整体，自然界的种种变化，都会影响人体的生命活动，即天有所变，人有所应。强调适应自然变化，避免外邪侵袭。如《灵枢·本神篇》指出，要"顺四时而适寒暑"，《素问·四气调神大论》则提出了"春夏养阳，秋冬养阴"的四时顺养原则。高世栻认为，四时阴阳是万物之本。因万物皆生于春，长于夏，收于秋，藏于冬，人以应之。

"阴阳四时者，万物之终始也，死生之本也。逆之则灾害生，从之则苛疾不起，是谓得道。""春夏养阳，秋冬养阴，以从其根。故与万物沉浮于生长之门。"所以顺从四时气候阴阳变化，从饮食起居、精神情志和形体锻炼等方面调养身体，使之健康长寿，避免疾病的发生。

在传统健身运动方面，春季宜早晨外出散步或慢跑，或打拳练功，使阳气生发；夏季应坚持户外活动，多见阳光，使气血旺盛；秋季宜早起到室外进行适当的活动，避免激烈运动，汗伤卫阳；冬季宜早睡晚起，可在室内活动，均以不出汗为度，或做一些内养功，以保持人体阳气密固。

《素问·生气通天论》说："故阳气者，一日而主外，平旦人气生，日中而阳气隆，日西而阳气已虚，气门乃闭。是故暮而收拒，无扰筋骨，无见雾露，反此三时，形乃困薄。"这简明扼要地道出了人体一日之中阳气的消长变化，是与自然界变化相一致的。并告诫人们正确顺应一日之气的变化而养生。《素问·四气调神大论》指出"春三月……夜卧早起，广步于庭，被发缓行，以使志生；夏三月……夜卧早起，无厌于日，使之无怒；秋三月……早卧早起，与鸡俱兴，使志安宁；冬三月……早卧晚起，必待日光"的养生方法。

《黄帝内经》中处处告诫人们，人体的构成及生命活动，是整个大自然的一部分，它与天地阴阳四时的变化是以气相通、相合相应、息息相关的，自然界的阴阳消长规律，也是人体生命之本的精神实质。所以我们顺应自然实际上是充实人体真元，增强机体调节能力，从而保持机体内外阴阳之气更加协调，取得与自然界的和谐统一，达到防病与延缓衰老的养生目的。

2. 形神兼养

《黄帝内经》认为，形与神是构成生命活动的两个基本要素，形与神是俱存俱亡、高度协调、不可分割的统一体，形神关系是身心关系。形，又称形体，代表肉眼可寻的，可触摸到的结构或物质，是人体一切有形之质的概括，包括外在的四肢、五官，内在的肌肉、血脉、津液、筋骨、脏腑等组织器官，是物质基础；神，是自然万物生长变化的内在力量，也包括人的情志、意识、思维等心理活动、人体生命活动的内在规律。形为神之载，形病则神病，神为形之主，神病形亦病，历代医家极其重视形神兼养，"一曰治神，二曰知养身"。

传统健身运动强调形神兼养，即神即形也，形即神也。顺应天地万物的阴阳变化规律来调养身体，运用术数之法即适当的保健运动来"修身养性"。

明代大医学家张景岳在《类经》中说："形者神之体，神者形之用。无神则形不可活，无形则神无以生。"形无神不活，神无形不存，两者相互依赖、互根互用。

《素问集注·上古天真论篇第一》中说："饮食有节，养其气也"；"不妄作劳，养其精也"；"起居有常，养其神也"。运动养生则紧紧抓住了这三个环节，调意识以养神；以意领气，调呼吸以练气，以气行推动血运，周流全身；以气导形，通过形体、筋骨、关节的运动，使周身经脉畅通，营养整个机体。如是，则形神兼备、百脉流畅、内外相和、脏腑谐调，机体达到"阴平阳秘"的状态，从而增进机体健康，以保持旺盛的生命力。

传统健身运动强调通过调身、调息、调心的综合锻炼达到调整中枢神经系统，把内在的精气神与外部的形体动作紧密结合起来，做到"心动形随""形断意连""势断气连"。借以道德的自我约束和心理修炼来加强自己的精神意志，从而增强机体的整体机能。借由"内壮"到"外壮"的方式追求人体和环境的身心统一，以达到形健神旺的养生目的。《素问·上古天真论》云："上古之人，其知道者，法于阴阳，和于术数，饮食有节，起居有常，不妄作劳，故能形与神俱，而尽终其天年，度百岁乃去。"

"形与神俱"是人的躯体与精神思维活动的高度平衡协调状态，反映了中医学的整体观念和《黄帝内经》的健康观，与世界卫生组织对健康的定义——"健康不仅为疾病或羸弱之消除，而系体格、精神与社会之完全健康状态"不谋而合。从外形表现来看，传统健身运动是由身体各组织所实施的肌肉活动。但实际上，它是在中枢神经系统的指挥下，由身体各组织、器官和系统相互配合共同完成的，锻炼时必须内外合一、形神兼备。

3. 动静结合

动和静，是物质运动的两个方面或两种不同表现形式。古人云："动以养形，静则养心""静未尝不动，动未尝不静""静者静动，非不动也"。传统健身运动中的"动"和"静"，类似中医里的"阴"和"阳"，是一个相对的概念。动，主要指形体之动，肢体活动可以增强体质、促进气机调畅、筋骨舒展；静，主要指心神之静，人必须保持心神清净才能神藏而体健。动中思静，静中思动。唯有动静结合，身心方能自如。

"动静结合"运动是生命形成的前提与根本，是普遍而永恒的，是传统健身运动中的核心理念。"动静互涵，以为万变之宗""天下之万理，出于一动一静""动以养形，静以养神"等在中国古典哲学和中医理论诸多著作之中也多有记载。动静结合是指健身运动中"动"与"静"的有机结合，既不能只动不静，也不能只静不动，无论动还是静，都要掌握一个合适的程度，做到动中含静，静中有动。动静相互为用，才促进了生命体的发生发展、运动变化。

中医学认为，人体的气血运行不畅就要发生疾病，而要保持气血通畅就必须使其更好地运动。因此，动是基本的，但动的作用必须在静的状态下才能更好地实现。所以静（内静）又是练功的前提，不能做到很好的静，就不能更好地发挥动的作用。从《黄帝内经》的"不妄作劳"到孙思邈的"养性之道，常欲小劳"，都强调动静适度，从湖南马王堆出土竹简的导引图中的导引术、华佗的五禽戏，到后世的各种动功的特点，概括言之就是动中求静。人体生命运动始终保持着动静和谐的状态，维持着动静对立统一的整体性，从而保证了人体正常的生理活动功能。

传统健身运动，如太极拳、八段锦、易筋经、五禽戏只要练功得法，持之以恒，都可收到健身防病、益寿延年之效。其中一个突出特点，就是和谐适度。晋代养生家葛洪提出"养生以不伤为本"的观点，"不伤"的关键即在于遵循自然及生命过程的变化规律，掌握适度，注意调节。

二、传统健身运动的种类和方法

以调身、调息和调神为特色的中国传统健身运动，包罗万象、异彩纷呈，项目种类繁多，有单人一招一式的锻炼方法，也有众人组合团体拳法，有带竞技性质的锻炼方法，有形成民间民俗的健身方法，也有自成套路的健身方法。这些传统健身运动，经过长久的岁月积淀，都蕴含着传统中医学的精华，凝聚着各民族的智慧，不仅具有很强的健身价值、浓郁的民族风情，还具有很高的艺术价值和丰富的娱乐教育、教育功能。据《中华民族传统体育志》记载，中国传统健身运动共有997项，其中少数民族有 676 项，汉族 301 项，基本上可以分为传统武术、传统导引术和民间游戏娱乐三类。

1. 传统武术

武术的起源可以追溯到原始社会。那时候，人类即已开始用棍棒等原始的工具作武器同野兽进行斗争，一是为了自卫，二是为了猎取生活资料，后来武术最初作为军事训练手段，与古代军事斗争紧密相连。传统武术是我国特有的民族传统项目，作为一种文化形式在长期的历史演进中倍受中国古代哲学、医学、美学等方面的渗透和影响，形成了独具民族风格的练功方法和运动形式，包括长拳类、器械类、太极拳类等多种形式，其丰富的意蕴积淀着中华民族的气质和民族精神，一直以来被人们用以防身和强身健体。

中国武术种类内容丰富，源流有序，风格独特。自成体系的拳种就多达 130 多种，不同的拳种和器械又有不同的动作结构、技术要求、运动风格和运动量，适合不同年龄、性别、体质的人进行练习，亦不受时间、季节的限制，场地、器材也可以因陋而简，有"拳打卧牛之地"之说。

现代新编长拳是中华人民共和国成立后发展起来的一个拳种，在武术运动中影响较大，有广泛的群众基础。现代长拳吸取了查、花、炮、红诸拳种之长，把长拳类型的手法、手型、步型、步法、腿法、平衡、跳跃等动作规格化，按照长拳运动方法编成各种拳械套路。它的特点是：姿势舒展大方，动作灵活快速，出手长，跳得高，蹦得远，刚柔相济，快慢相间，动迅静定，节奏分明。

长拳是全国武术表演和比赛项目之一。从编排上看，长拳既有适合于基础训练的一面，又有适合于竞赛、提高的一面。

内容包括拳、掌、钩三种手型，弓、马、仆、虚、歇五种步型，还有一定数量的拳法、掌法、肘法和伸屈、直摆、扫转、击响等不同组别的腿法及平衡、跳跃、跌仆、滚翻动作，适合于青少年练习。

太极拳是我国传统的健身拳术之一。由于其动作舒展轻柔，动中有静，圆活连贯，形气和随，外可活动筋骨，内可流通气血，谐调脏腑，故不但用于技击、防身，而且更广泛地用于健身防病，深为广大群众所喜爱，是一种行之有效的传统养生法。太极拳的发展经历了长期的充实、演变。百余年前，太极拳较为重视技击，时至今日，则发展为技击、健身、医疗并重的拳术，深受广大群众的喜爱和欢迎。

2. 传统导引术

传统导引术在我国源远流长。秦汉时期，人们对人体各器官的结构和功能就已经有了大体的了解，医学的进步，直接带动了导引术的发展。"导引"可简释为"疏导、通导、引神、引导"。传统导引术是以肢体运动为主要特征，结合呼吸吐纳静功，引申经脉，以气血为理论指导，依经络循环为动力，达到以意导气，形助潜能，祛病健身的一种养生保健方法。

1974 年湖南长沙马王堆 3 号汉墓出土的帛画《导引图》，是了解汉代导引发展的极其珍贵的资料。《导引图》中有彩绘的 44 个各种人物做各类导引的形象。每个图像均为一独立的导引术式，图侧并有简单的文字标出名目。这幅《导引图》充分反映了当时导引术式的多样性。从导引的功能方面看，既有用于治病的，也有用于健身的。从肢体运动的形式看，既有立式导引，也有步式和坐式导引；既有徒手的导引，也有使用器物的导引，既有配合呼吸运动的导引，也有纯属肢体运动的导引，此外，还有大量模仿动物姿态的导引。当今体操中的一些基本动作，在《导引图》中大抵也能见到，这是迄今所发现的最早最完整的古代体操图样。

1984年，湖北江陵张家山274号汉墓出土大量文物。其中竹简1236枚。记载导引、医学、法律、算学、军事理论等方面内容。内中《引书》为导引学之专著，全书由三部分组成：第一部分述养生之道，与马王堆汉墓《养生方》极相似；第二部分记载导引术式以及用导引术治疗疾病的方法。前者与马王堆汉墓帛画《导引图》有珠联璧合之妙。《导引图》有图无文字说明，虽有寥寥数字题图名，但难以窥全豹，《引书》丰富的文字解释，使人一目了然。

3. 五禽戏

禽，在古代泛指禽兽之类动物，"五禽"是指虎、鹿、熊、猿、鸟五种禽兽。戏，即游戏、戏耍之意。所谓五禽戏，就是指模仿虎、鹿、熊、猿、鸟五种禽兽的动作，组编而成的一套锻炼身体的功法。以模仿禽兽动作来达到健身目的的方法，最早见于战国时期。而五禽戏之名相传出自华佗。《后汉书·方术传》载，华佗云："我有一术，名五禽之戏，一曰虎、二曰鹿、三曰熊、四曰猿、五曰鸟。亦以除疾，兼利蹄足，以当导引。"随着时间的推移，辗转传授，逐渐发展，形成了各种流派的五禽戏，流传至今。

南北朝时陶弘景在其《养性延命录》中有比较详细的记载："虎戏者，四肢距地，前三掷，却二掷，长引腰，侧脚仰天，即返距行，前、却各七过也。鹿戏者，四肢距地，引项反顾，左三右二，左右伸脚，伸缩亦三亦二也。熊戏者，正仰以两手抱膝下，举头，左擗地七，右亦七，蹲地，以手左右托地。猿戏者，攀物自悬，伸缩身体，上下一七，以脚拘物自悬，左右七，手钩却立，按头各七。鸟戏者，双立手，翘一足，伸两臂，扬眉鼓力，各二七，坐伸脚，手挽足距各七，缩伸二臂各七也。夫五禽戏法，任力为之，以汗出为度，有汗以粉涂身，消谷食，益气力，除百病，能存行之者，必得延年。"陶弘景不但对五禽戏的具体操作步骤进行了描绘，而且提出了五禽戏的锻炼原则——任力为之，以汗出为度。

2006 年，华佗五禽戏被安徽省人民政府批准为省级非物质文化遗产项目，2011 年又被国务院命名为第三批国家级非物质文化遗产项目。

4.　易筋经

"易"指移动、活动；"筋"，泛指肌肉、筋骨；"经"，指常道、规范。顾名思义，"易筋经"就是活动肌肉、筋骨，使全身经络、气血通畅，从而增进健康、祛病延年的一种传统健身法。

相传易筋经是中国佛教禅宗的创始者菩提达摩传授的，梁武帝萧衍时（5 世纪），达摩北渡到了河南嵩山少林寺，向弟子们传授了易筋经。当时，只是为了缓解一下坐禅修炼的困倦和疲劳，故动作多以伸腰、踢腿等通血脉、利筋骨的动作为主，其动作又多以仿效古代的各种劳动姿势为主。后来逐渐流传开来，自唐以后，历代养生书中，多有记载，成为民间广为流传的健身术之一，新中国成立后，还有《易筋经》单行本出版。足见其为行之有效的方法，为人民所欢迎。

在古本十二式易筋经中，所设动作都是仿效古代的各种劳动姿势而演化成的。如春谷、载运、进仓、收囤和珍惜谷物等动作，均以劳动的各种动作为基础形态。活动以形体屈伸、俯仰、扭转为特点，以达到"伸筋拔骨"的锻炼效果。因此，对青少年来说，这种方法可以纠正身体的不良姿态，促进肌肉、骨骼的生长发育；对年老体弱者来说，经常练此功法，可以防止老年性肌肉萎缩，促进血液循环，调整和加强全身的营养和吸收，对慢性疾病的恢复，以及延缓衰老都很有益处。

5. 八段锦

八段锦是由八种不同动作组成的健身术，故名"八段"。因为这种健身术可以强身益寿，祛病除疾，其效果甚佳，有如展示给人们一幅绚丽多彩的锦缎，故称为"锦"。

八段锦是我国民间广泛流传的一种健身术，据有关文献记载已有800多年历史。早在南宋时期，即已有《八段锦》专著。明代以后，在有关养生专著中，多有记载。为了便于推广流传，还有人将其编成歌诀。由于八段锦不受环境场地限制，随时随地可做，术式简单易记易学，运动量适中，老少皆宜，而强身益寿作用显著，故一直流传至今，仍是广大群众所喜爱的健身方法。《老老恒言》云："导引之法甚多，如八段锦……不过宣畅气血、展舒筋骸，有益无损。"

（1）八段锦的特点。

八段锦的运动强度和动作的编排次序符合运动学和生理学规律，属于有氧运动，安全可靠。整套功法增加了预备势和收势，使套路更加完整规范。功法动作特点主要体现在以下几个方面：

一是柔和缓慢，圆活连贯。柔和，是指习练时动作不僵不拘，轻松自如，舒展大方。缓慢，是指习练时身体重心平稳，虚实分明，轻飘徐缓。圆活，是指动作路线带有弧形，不起棱角，不直来直往，符合人体各关节自然弯曲的状态。它是以腰脊为轴带动四肢运动，上下相随，节节贯穿。连贯，是要求动作的虚实变化和姿势的转换衔接，无停顿断续之处。既像行云流水连绵不断，又如春蚕吐丝相连无间，使人神清气爽，体态安详，从而达到疏通经络、畅通气血和强身健体的效果。

二是松紧结合，动静相兼。松，是指习练时肌肉、关节以及中枢神经系统、内脏器官的放松。在意识的主动支配下，逐步达到呼吸柔和、心静体松，同时松而不懈，保持正确的姿态，并将这种放松程度不断加深。紧，是指习练中适当用力，且缓慢进行，主要体现在前一动作的结束与下一动作的开始之前。八段锦中的"两手托天理三焦"的上托、"左右开弓似射雕"的马步拉弓、"调理脾胃臂单举"的上举、"五劳七伤向后瞧"的转头旋臂、"攒拳怒目增气力"的冲拳与抓握、"背后七颠诸病消"的脚趾抓地与提肛等，都体现了这一点。紧，在动作中只在一瞬间，而放松须贯穿动作的始终。松紧配合适度，有助于平衡阴阳、疏通经络、分解粘滞、滑利关节、活血化瘀、强筋壮骨、增强体质。

八段锦的动与静主要是指身体动作的外在表现。动，就是在意念的引导下，动作轻灵活泼、节节贯穿、舒适自然。静，是指在动作的节分处做到沉稳，特别是在前面所讲八个动作的缓慢用力之处，在外观上看略有停顿之感，但内劲没有停，肌肉继续用力，保持牵引抻拉。适当的用力和延长作用时间，能够使相应的部位受到一定的强度刺激，有助于提高锻炼效果。

三是神与形合，气寓其中。神，是指人体的精神状态和正常的意识活动，以及在意识支配下的形体表现。"神为形之主，形乃神之宅。"神与形是相互联系、相互促进的整体。本功法每势动作以及动作之间充满了对称与和谐，体现出内实精神、外示安逸，虚实相生、刚柔相济，做到了意动形随、神形兼备。气寓其中，是指通过精神的修养和形体的锻炼，促进真气在体内的运行，以达到强身健体的功效。习练本功法时，呼吸应顺畅，不可强吸硬呼。

（2）八段锦的功效。

在日常生活中，八段锦是很常见的一种中国武术，它具有很好的功效与作用，可以强身健体，增加抵抗力，防治多种疾病。

一是消除疲劳。八段锦第一式"两手托天理三焦"，从动作上看是四肢和躯干的伸展运动，和伸懒腰很相似，可以加强四肢和躯干的伸展活动，影响胸腹腔血液的再分配，有利于肺部的扩张，使呼吸加深，吸进更多的氧气，对消除疲劳有一定的作用。

二是矫正肩背。八段锦第一式"两手托天理三焦"动作是全身的伸展活动，又伴随深呼吸，可以调理内脏各部，对腰背肌肉骨骼有良好作用，有助于矫正肩内收和圆背等不良姿势。所以经常伏案学习和工作的年轻人也可以练一练八段锦。

三是加强身体血液循环。八段锦第二式"左右开弓似射雕"，这段动作的重点在胸部，用中医术语来说就是重点在上焦。这节动作影响所及，包括两手、两臂和胸腔内的心肺，通过扩胸伸臂可以增强胸肋部和肩臂部肌肉，加强身体血液循环，有助于进一步纠正姿势不正确所造成的病态。

四是调理脾胃，防治肠胃病。八段锦第三式"调理脾胃臂单举"，这段动作是一手上举，一手下按，上下用力对拉，使两侧内脏器官和肌肉进一步受到牵引，特别是使肝、胆、脾、胃受到牵拉，使胃肠蠕动和消化功能得到增强，久练有助于防治胃肠病。

五是增强头部血液循环。八段锦第四式"五劳七伤向后瞧"，这段动作是头部反复向左、向右转动，眼球尽量往后看，显然是一种头部运动。头部运动对活跃头部血液循环、增强颈部肌肉活动有较明显的作用，有助于预防和治疗颈椎病，保持颈部肌肉正常的运动功能，改善高血压和动脉硬化患者的平衡功能，减少眩晕感觉。而且对消除大脑和中枢神经系统的疲劳和一些生理功能障碍等也有促进作用。

六是增强体质。八段锦第五式"摇头摆尾去心火"，这段动作是一个全身性动作，对整个身体都有良好作用。摇头摆尾，旋转身体，可放松精神、提高全身各器官、各系统的功能，能够增强体质。

七是锻炼腰肌。八段锦第六式"两手攀足固肾腰"，这段动作既有前俯，又有后仰，可充分伸展腰背肌肉，同时两臂也尽量向下伸展，坚持练两手攀足可使腰肌延伸而受到锻炼，使腰部各组织、各器官，特别是肾脏、肾上腺等得到增强，既有助于防治常见的腰肌劳损等病，又能增强全身机能。

八是增强眼肌，防治近视。八段锦中的第四式"五劳七伤向后瞧"和第七式"攒拳怒目增气力"，分别有加大眼球活动范围和瞪眼怒目的动作，可以增强眼肌，防治近视。

九是疏通经络。八段锦第八式"背后七颠诸病消"，这段动作简单，颠足而立，拔伸脊柱，下落振身，可以放松身体、疏通经络、按摩五脏六腑，十分舒服。

（3）八段锦的练习要领。

一是松静自然。松静自然是练功的基本要领，也是最根本的法则。松，是指精神与形体两方面的放松。精神的放松，主要是解除心理和生理上的紧张状态；形体上的放松，是指关节、肌肉及脏腑的放松。放松是由内到外、由浅到深的锻炼过程，使形体、呼吸、意念轻松舒适无紧张之感。静，是指思想和情绪要平稳安宁，排除一切杂念。放松与入静是相辅相成的，入静可以促进放松，而放松又有助于入静，二者缺一不可。自然，是指形体、呼吸、意念都要顺其自然。具体来说，形体自然，要合于法，一动一势要准确规范；呼吸自然，要莫忘莫助，不能强吸硬呼；意念自然，要"似守非守，绵绵若存"，过于用意会造成气滞血淤，导致精神紧张。需要指出的是，这里的"自然"决不能理解为"听其自然""任其自然"，而是指"道法自然"，需要习练者在练功过程中仔细体会，逐步把握。

二是准确灵活。准确，主要是指练功时的姿势与方法要正确，合乎规格。在学习初始阶段，基本身形的锻炼最为重要。本功法的基本身形，通过功法的预备势进行站桩锻炼即可，站桩的时间和强度可根据不同人群的不同健康状况灵活掌握。在锻炼身形时，要认真体会身体各部位的要求和要领，克服关节肌肉的酸痛等不良反应，为放松入静创造良好条件，为学习掌握动作打好基础。在学习各式动作时，要对动作的路线、方位、角度、虚实、松紧分辨清楚，做到姿势工整，方法准确。灵活，是指习练时对动作幅度的大小、姿势的高低、用力的大小、习练的数量、意念的运用、呼吸的调整等，都要根据自身情况灵活掌握，特别是对老年人群和体弱者，更要注意。

三是练养相兼。练，是指形体运动、呼吸调整与心理调节有机结合的锻炼过程。养，是通过上述练习，身体出现的轻松舒适、呼吸柔和、意守绵绵的静养状态。习练本功法，在求动作姿势工整、方法准确的同时，要根据自己的身体情况，调整好姿势的高低和用力的大小，对有难度的动作，一时做不好的，可逐步完成。对于呼吸的调节，可在学习动作期间采取自然呼吸，待动作熟练后再结合动作的升降、开合与自己的呼吸频率有意识地进行锻炼，最后达到"不调而自调"的效果。对于意念的把握，在初学阶段重点应放在注意动作的规格和要点上，动作熟练后要遵循似守非守、绵绵若存的原则进行练习。

练与养，是相互并存的，不可截然分开，应做到练中有养、养中有练。特别要合理安排练习的时间、数量，把握好强度，处理好"意""气""形"三者的关系。从广义上讲，练养相兼与日常生活也有着密切的关系。如能做到"饮食有节、起居有常"，保持积极向上的乐观情绪，将有助于提高练功效果，增进身心健康。

四是循序渐进。八段锦对于初学者来说有一定的学习难度和运动强度。因此，在初学阶段，习练者首先要克服练功给身体带来的不适，如肌肉关节酸痛、动作僵硬、紧张、手脚配合不协调、顾此失彼等。只有经过一段时间和数量的习练，才会做到姿势逐渐工整，方法逐步准确，动作的连贯性与控制能力得到提高，对动作要领的体会不断加深，对动作细节更加注意，等等。

在初学阶段，本功法要求习练者采取自然呼吸方法。待动作熟练后，逐步对呼吸提出要求，习练者可采用练功时的常用方法——腹式呼吸。在掌握呼吸方法后，开始注意同动作进行配合。这其中也存在适应和锻炼的过程，不可急于求成。最后，逐渐达到动作、呼吸、意念的有机结合。由于练功者体质状况及对功法的掌握与习练上存在差异，其练功效果不尽相同。良好的练功效果是在科学练功方法的指导下，随着时间和习练数量的积累而逐步达到的。因此，习练者不要"三天打鱼，两天晒网"，应持之以恒，循序渐进，合理安排好运动量。

6. 太极拳

太极拳是一种意识、呼吸、动作密切结合的运动，"以意领气，以气运身"，用意念指挥身体的活动，用呼吸协调动作，融武术、气功、导引于一体，是"内外合一"的内功拳。太极拳的发展经历了长期的充实、演变。百余年前，太极拳较为重视技击，时至今日，则发展为技击、健身、医疗并重的拳术，深受广大群众的喜爱和欢迎。

太极拳具有重意念、调气机、动形体等特点。练太极拳要精神专注，排除杂念，将神收敛于内，而不被他事分神。神内敛则"内无思想之患"而精神得养、身心欢快；精神宁静、乐观，则百脉通畅，机体自然健旺。《素问·上古天真论》云："恬淡虚无，真气从之。精神内守，病安从来。"

太极拳以呼吸协同动作，气沉丹田，以激发内气营运于身。肺主气司呼吸；肾主纳气，为元气之根。张景岳《类经·营卫三焦》云："上气海在膻中，下气海在丹田，而肺肾两脏所以为阴阳生息之根本。"肺、肾协同，则呼吸细、匀、长、缓。这种腹式呼吸不仅可增强和改善肺的通气功能，而且可益肾而固护元气。丹田气充，则鼓荡内气周流全身，脏腑、皮肉皆得其养。

太极拳以意领气，以气运身，内气发于丹田，通过旋腰转脊的动作带动全身，即所谓"以腰为轴""一动无有不动"。气经任、督、带、冲诸经脉上行于肩、臂、肘、腕，下行于胯、膝、踝，以至于手足四末，周流全身之后，气复归于丹田，故周身肌肉、筋骨、关节、四肢百骸均得到锻炼。具有活动筋骨，疏通脉络，行气活血的功效。

由于太极拳将意、气、形结合成一体，使人身的精神、气血、脏腑、筋骨均得到濡养和锻炼，达到"阴平阳秘"的平衡状态，所以能起到有病治病，无病健身的作用，保证人体健康长寿。

（1）太极拳具有以下多方面的功效

一是锻炼神经系统，提高感官功能。练习太极拳要求心静用意。练拳时大脑皮质运动中枢和第二信号系统处于高度的兴奋集中状态，而皮质的其他大部分地区则处于抑制状态，这些对于某些慢性疾病患者十分有益。因为打破了病理的兴奋灶，修复和改善了高级神经中枢的功能，某些局部的病灶也就逐渐减轻或消失了。练习时的眼随手转和推手中的推荡往来，有助于视神经和皮肤反应能力得到提高，使之感觉灵敏。

二是有助心血管系统健康。练习太极拳要气沉丹田，腹式呼吸时膈肌和腹肌收缩与舒张，促进血液循环。同时，肌肉活动时毛细血管充分开放，加速静脉和淋巴的回流速度，改善微循环，从而减轻心脏负担。从整体上改善心脏营养过程，有助于保持心脏、血管和淋巴系统的健康。

三是增强呼吸机能。深长细缓的呼吸特点，对提高肺脏的通气和换气功能有良好作用。所以长期练习者，呼吸频率会减少，肺活量和呼吸差会增大，从而增强呼吸机能。

四是促进物质代谢。神经系统对内脏器官调节过程的改善，对肠胃也起到按摩作用，促进肝内血液循环，增强肾上腺素的分泌功能，改善体内的物质代谢。长期练习太极拳可以增进食欲，促进消化，降低胆固醇含量和软化动脉。

　　五是加强肌肉骨骼系统运动。太极拳动中有静、静中有动的弧线动作使全身各肌肉群和肌肉纤维运动加强，使之柔韧而有弹性。关节囊和关节韧带在肌肉的牵拉运动中得到良好锻炼，加强了关节的稳固性、柔韧性和灵活性。特别对老年人来说，对防止老化和保健起到积极作用。

　　（2）太极拳的练习要领

　　一是神静、意导。练习太极拳，要始终保持神静，排除思想杂念，使头脑静下来，全神贯注，用意识指导动作。神静才能以意导气，气血才能周流。

　　二是含胸拔背，气沉丹田。含胸，即胸略内含而不挺直；拔背，即指脊背的伸展。能含胸则自能拔背，使气沉于丹田。

　　三是沉肩坠肘，体松。身体宜放松，不得紧张，故上要沉肩坠肘，下要松胯松腰。肩松下垂即是沉肩；肘松而下坠即是坠肘；腰胯要松，不宜僵直板滞。体松则经脉畅达，气血周流。

　　四是全身谐调，浑然一体。太极拳要求根在于脚，发于腿，主宰于腰，形于手指，只有手、足、腰协调一致，浑然一体，方可上下相随，流畅自然。外动于形，内动于气，神为主帅，身为驱使，内外相合，则能达到意到、形到、气到的效果。

　　五是以腰为轴。太极拳中，腰是各种动作的中轴，宜始终保持中正直立，虚实变化皆由腰转动，故腰宜松、宜正直，腰松则两腿有力，正直则重心稳固。

　　六是连绵自如。太极拳动作要轻柔自然，连绵不断，不得用僵硬之拙劲、宜用意不用力。动作连绵，则气流通畅；轻柔自然，则意气相合，百脉周流。

　　七是呼吸均匀。太极拳要求意、气、形的统一和谐调，呼吸深长均匀十分重要，呼吸深长则动作轻柔。一般说来，吸气时，动作为合；呼气时，动作为开。呼吸均匀，气沉丹田，则必无血脉偾张之弊。

三、传统健身运动的创新发展

以太极拳健康工程为例，全国上下都很重视传统健身运动，从中央机关到地方厅局，领导干部参与传统体育运动的热情也很高涨，这些都对改善领导干部的健康状况大有裨益。信息时代，大数据的盛行，尤其是5G、物联网的落地给传统健身运动带来了新的生机和活力。

传统健身运动的创新发展主要表现在全民健身的新理念和个性化运动处方两个方面。"快乐体育"、"健康体育"，作为全民健身的新理念，是人们在健身活动实践中，不断形成和发展出来的。这些新理念以健康为本，追求身心的放松，强调体育与健康的连接，使健身朝着更科学化的方向发展，这都使得传统健身运动更加适合大众健身。

个性化运动处方也是传统健身运动的创新发展得重要内容。首先，基于数据化的健康体检、体质监测，针对不同的症状和人群开出不同的个性化的因人而异的传统健身运动处方。不同的人选择不同的养生方式，因人而异。不同的季节采用不同的运动养生方法，顺应自然界的变化。比如根据不同体质类型并结合个体差异选择气功、导引、保健按摩、武术，现代体育锻炼方法中的健身操、球类运动、力量练习等。其次，建立个性化传统健身运动管理跟踪系统，对领导干部群体进行运动监测。通过健康体检、问卷调查、回访等多种形式，对领导干部健康有关的各种数据，如高血脂、高血黏度、高血压、高血糖、脂肪肝、结石等进行建模。建立并逐步完善个人健康档案、运动轨迹信息库，对影响健康的危险因素及时分析汇总并掌握动态变化。为个人开具健康趋势图，对检测的指标给出提醒和警示，可以根据效果开出个性化饮食健康处方、个性化运动处方、个性化心理调整处方等。另外，配合合理妥善的饮食计划，指导合理膳食，不断调整饮食结构，科学搭配三餐，注意营养均衡，保持饮食规律，倡导健康生活方式，克服不良的生活习惯。

链接：气功吐纳与静坐

国医大师邓铁涛：晨起静坐吐纳法

我在清晨睡醒后，一般不会很快下地活动，而是先盘腿静坐于床上，闭目并保持心无杂念，使自己意念集中，缓慢做50个深呼吸，然后再慢慢起床，开始一天的活动。

晨起静坐吐纳除了可以吐浊纳清外，还有助于全身放松、大脑入静，调整脏腑功能，起到防病健身的目的。晨起静坐吐纳还可以减少头晕、猝死等情况的发生，因为清晨是心脑血管疾病高发的时间段，起床太急，活动太快、太剧烈，都容易诱发这些疾病。下面我给大家具体介绍一下晨起静坐吐纳法的步骤。

1. 准备工作

静坐时，要注意保持居室内空气的流通，尤其是习惯夜间睡觉时关窗的人群需要特别注意。

经过了一夜的睡眠，人体会排出很多废气，早晨起床时卧室内往往缺乏新鲜空气。因此，起床后需要适当地开窗通风，保持居室内空气的流通。

静坐前要先排除二便，放松腰带，做好准备活动，以利于精神放松；静坐时要避开风口处，以免受风着凉；静坐时还要尽量避免外界的干扰，告诉家人予以配合，以免分神。

2. 坐姿要求

一般人宜采取盘坐式，即双腿交叉盘坐，稳坐于板床上，一般以木板床为宜。静坐时上身要自然放松，头位正直，自然闭目，含胸拔背，两手置于腹前相互轻握，也可双手自然垂放于两腿上，以人体感觉舒适为度，上半身稍向前倾，坐正后全身放松。

3. 吐纳方法

吐纳，即呼吸。正确的呼吸方法可以帮助人体吐浊纳清，排除体内浊气，促进体内外气体的交换和物质的代谢。

要诀：静坐时要闭口藏舌，舌尖抵于上腭。呼吸为息，息粗鼻有声，叫作"风"，不能入静。应由粗调细，以呼吸似有似无为上。

建议：对初学吐纳的朋友，建议开始练习时采取自然呼吸，即不加意念，听任平时的呼吸习惯，保持均匀的呼吸节律，以后可逐渐减慢呼吸频率，加大呼吸深度。

此外还有腹式呼吸法，即用腹部的力量进行呼吸。又分为正呼吸法和反呼吸法。正呼吸是指在意念的引导下，加强呼吸的腹式运动，吸气时腹部隆起、膈肌下降，呼气时腹部内收、膈肌上移，同时做到意守神阙（肚脐）。反呼吸是指在意念的引导下，呼吸时进行逆腹式运动，即吸气时腹部内收、膈肌上移，呼气时腹部隆起、膈肌下降。

开始练功之前先张口呼气，使体内的浊气随呼气排出，然后以鼻用力吸气，如此反复三次，然后开始缓慢、深长的呼吸，呼吸时要尽力使自己精神内守、心无所牵。

4. 练功时要凝神

晨起静坐吐纳除了要进行呼吸吐纳动作，还要求练功者做到凝神。在坐正、放松、呼吸调匀后，便开始集中精神，要把千丝万缕的思绪沉淀下来，即凝神。因为往往打坐时人们才发现自己的思想是很杂乱的。此时需要告诫自己名利财色皆为身外之物，而人生苦短，如白驹过隙。要把飘忽不定、杂念纷呈的神思安定下来，给心松绑。心得自在，则神清气爽而真气从之。

凝神时可以把意念停留在身体的某一部位上，如脐下丹田处，来帮助放松入静。

概括来讲，晨起静坐的方法就是首先摆正姿势，再调整好呼吸，最后调整意念，凝神静守，排除杂念，放松入静。至少要做够 50 个呼吸。

（摘自"家庭医生在线"网，2012 年 6 月 11 日）

第九章

阳光心态与领导干部健康

心态是我们对待客观事物的一个相对稳定的态度和心理反应，也就是我们常说的心理状态。阳光心态就是积极乐观的心态，是一种乐观自信、健康向上的心智模式。习近平总书记指出："良好的精神状态，是做好一切工作的重要前提。"良好的精神状态，从心理学的角度来看，其实质是积极的心态、阳光的心态，就是以积极的态度对待工作、生活。心态对我们的思维、言行有导向和支配作用，有什么样的心态就有什么样的工作生活状态。阳光心态能使人产生积极向上的力量，使人充满活力，乐观向上；使困难变得不再可怕，并千方百计想方设法去克服；雪域高原，"高原缺氧不缺精神"的阳光心态，让边防官兵扎根边防，以奉献为荣。我们用"绿色"来形容无污染，同样，我们也用"阳光"来诠释健康。阳光心态帮助我们打开心灵之窗，让理智、和谐、积极、健康和充满关爱的阳光根植于我们内心，塑造我们的人格，指导我们的生活。

作为领导干部，一方面要心胸宽广、正直坦荡，自觉接受正能量的熏陶，正面塑造阳光心态；另一方面要克服习得性无助、愤怒、敌意等消极心理，积极面对压力，正确看待新时代的新问题，自觉抵制负能量的侵扰。这些都是作为领导干部自我完善、自我提升的重要命题。

一、消极心理：习得性无助、愤怒、敌意

心态作为一种心智模式，支配着我们的思维、言行。通常我们把心态分为积极心态和消极心态，心态的积极或消极反映了每一个人看待事情和处理事情的角度，决定着其看待事物、

处理事情的原则与方法。狄更斯说："一个健全的心态，比一百种智慧都更有力量。"保持阳光心态，成就美好未来。当今信息时代，领导干部因为工作性质较特殊，除了面临一般人常有的心理压力之外，还承受着工作岗位和工作职责的双重压力，经常面临取舍与抉择，如不能及时调适，更容易被心理问题所苦恼、困扰，也容易出现不良的心理追求，积聚心理负能量，进而导致有的领导干部在工作和日常生活中出现消极的心态。研究发现，领导干部常见的消极心理有习得性无助、愤怒、敌意。

1. 习得性无助

回忆一下我们的工作生活，时不时能看到这样的人或现象：当一个人发现无论他如何努力，无论他干什么、怎么干，都会以失败而告终时，那他就不再抱有任何期望，也不会想着再去做出改变。这样的人，有时是我们身边的朋友，有时可能是我们自己。这种现象就是"习得性无助"现象。研究发现，长期、多次经历失败者，久病缠身、痛苦不堪者，无依无靠生活困难者，身上都常常会带有习得性无助的影子或特征，具体表现为认知缺失、降低动机、情绪不适应。

"习得性无助"这个概念最早是美国宾夕法尼亚大学心理学教授塞利格曼（Martin Seligman）在 1967 年提出来的。塞利格曼用狗做了一项经典实验：把作为实验对象的狗分为两组。首先，把其中一组放进一个设有电击装置但又无法逃脱的笼子里，然后给狗施加电击，电击的强度足以引起狗的痛苦体验。实验中发现，这些狗最初被电击时拼命挣扎，想逃脱这个笼子，但发现经过再三努力仍无法逃脱后，它们挣扎的程度就会逐渐降低。随后，把这些狗放进另一个用隔板隔开的笼子里，隔板的高度是狗可以轻易跳过去的。隔板的一边有电击，另一边没有电击。实验的结果显示：当经过前面实验的狗被放进这个笼子并受到电击时，它们除了在前半分钟惊恐一阵子之外，此后一直卧倒在地上接受电击的痛苦，呻吟颤抖；而对容易逃脱的环境，它们连试也不去试一下。相比之下，实验者把另一组没有经过前面实验的狗直接放进有隔板的笼子里，发现它们全部都能轻而易举地从有电击的一边跳到安全的另一边。当狗处于无法避开的、有害的或不愉快的情境时获得的失败经验，会对以后应付特定事件的能力起到破坏的效应。它们会消极地接受预定的命运，不做任何尝试和努力，塞利格曼称这一现象为"习得性无助"。

在对人类的观察实验中，心理学家也得到了与习得性无助类似的结果。1975 年，塞利格曼用人当受试者，结果使人也产生了习得性无助。实验是在大学生身上进行的，塞利格曼把学生分为三组：让第一组学生听一种噪音，这组学生无论如何也不能使噪音停止。第二组学生也听这种噪音，不过他们通过努力可以使噪音停止。第三组是对照，不给受试者听噪音。当受试者在各自的条件下进行一段实验之后，即令受试者进行另外一种实验：实验装置是一只"手指穿梭箱"，当受试者把手指放在穿梭箱的一侧时，就会听到一种强烈的噪音，放在另一侧时，就听不到这种噪音。

人们在先前的经历中，习得了"自己的行为无法改变结果"的感觉，因此，当它们终于置身于可自主的新环境中时，也已经放弃尝试。本来可以采取行动避免痛苦的结果，却选择相信痛苦必定会到来，甘愿放弃任何反抗，形成了习得性无助。

习得性无助是一种被动的消极行为，习得性无助者认为，个人行为和结果之间没有关联性，对"自己所希望的结果不会发生"或"不希望的结果将会发生"的预期，不再做出任何行为以期改变现状的反应。

当一个人不再认为自己可以控制自己的生活，觉得付出的努力与最终的结果没有任何关联时，可能就会变得无助和无望，很容易导致抑郁症状产生。这种抑郁症状，不仅仅指持续一段时间的普通的抑郁情绪，也包括较为严重的抑郁症状。许多抑郁症患者都经历过这样的感觉，当他们失败时，产生极大的挫败感，放弃尝试，产生"做什么事都是无济于事"的感觉，自欺欺人地认为，自己不是干这个的这块料，进而失去了对生活的信心与兴趣。

知道了习得性无助产生的根源、典型症状，我们要做的，就是及时调适心理，尽量避免习得性无助的发生，不要等病了吃药，吃了药也不一定管用，因为习得性无知的治疗不是一蹴而就、立竿见影的。首先我们要改变心智模式，习得性无助的本质是我们对失败的恐惧。当心里面那个消极怠慢的念头再一次产生时，理性地告诉自己，"这件事，我一遍做不好，我就努力做两遍，进步一点点；做两遍做不好，我就努力做三遍，再进步一点点，三遍做不好，我就努力做第四遍，再进步一点点"。重复次数足够多的时候，你的信心就会重塑，重新燃起希望的光芒。

2. 愤怒

作为社会性动物，喜怒哀乐是人常见的情绪体验。愤怒作为七情之一，是一种让人很不舒服、不愉快的情绪，当愿望不能实现或为达到目的的行动受到挫折时，引起的一种紧张情绪，从轻微的烦躁不适到雷霆般的盛怒勃发，恼羞成怒、怒气冲冲、怒发冲冠、横眉怒目、大发雷霆、火冒三丈、一点就炸，想想我们周围各种脾气不好的人，这种感受我们再熟悉不过了。愤怒是一种原始的情绪，出生 3 个月的婴儿就已经能产生愤怒的行为反应了，比如你制止他的乱动，没有及时满足他的需求，他可能就会大哭大叫，表示自己的不满，这时，孩子认为愤怒是一种特别有力量的情绪发泄。愤怒有时也有一定的积极影响，比如在人际关系中获得控制，在公共领域表达要求，或者作为行动目标得以完成的驱动力、催化剂。

成年人的世界里，愤怒是愿望或利益一再受到限制、阻碍或侵犯，内心紧张和痛苦状态逐渐积累而导致的带有反抗和敌意体验的情绪。16 世纪的法国散文家和哲学家蒙田说："对清晰的判断力影响最大的情绪，莫过于愤怒。冷静下来之后，对事情的看法确实会有所不同。"经验表明，处于激情状态的消极的愤怒会使我们的意识失去对行为的有效控制，甚至感觉大脑一片空白，做出不明智的行为举止。另外，中医典籍《黄帝内经》中也明确提出"怒伤肝"的警示，实践证明消极的怒火是十分损害健康的。

衡量一个人处理情绪问题、驾驭情绪、管理情绪的成熟程度，有一个指标——你是将负面的情绪进行自我消化，还是发泄在他人身上。控制消极的愤怒，要把握两点：首先，要拓宽心理容量，心理容量大的人能接受较强的刺激而不生气、不动怒，无故加之而不怒，猝然临之而不惊。培养远大的目标，习惯于从大局、从长远处着眼，有助于拓宽心理容量；善于换位思考，善于从对方的角度来看待问题，心胸豁达，也有助于拓宽心理容量。其次，要有适合自己的防止愤怒的措施，知道自己容易发火，多接受他人劝言和自我暗示，从外部获得制怒的信息和力量。

3. 敌意

敌意是指因与别人的心理不相容而敌视、对抗他人的消极心态，包括对他人的厌恶和不信任。其目的是在心理上给他人造成有害结果，使对方蒙受痛苦和不快。生活中我们常见到，有的人与周围的人格格不入、关系紧张，人家说一，他偏说二，在人际关系上总是别别扭扭、疙疙瘩瘩，对自己看不惯的人或事采取习惯性的敌对情绪，轻者抱怨连连，重者报复他人和社会。这就是敌对心态，是一种非常负面的情绪，不仅伤害别人的情感，对自身的心理健康也带来极为不利的影响，有时转化为焦虑，甚至在极强的敌意下冲动犯罪，所以，敌意也可以认为是一种心理缺陷。

一般说来，一旦带有了敌意，就很难去积极面对生活中的挫折、困难，不良情绪环绕累积，如不能及时调适，对心理健康破坏力巨大。当人处于敌对状态时，会增加肾上腺素的分泌，面红耳赤，心脏负担加重，破坏心脏的正常机能，增加冠心病的发病风险。

首先要正确认识自己的敌对情绪，除了观察和经验，我们还可以借助专业的心理测量。心理测量中我们主要从思维、情感及行为三方面来发现受测者的敌对表现及程度，测试项目从厌烦、争论、摔物直至斗争以及不可抑制的冲动爆发等方面，反映受试者爱与人争论，爱挑人毛病，爱刺激别人，有摔东西的冲动，不能控制脾气等问题。

其次要尊重他人，理解他人，热情待人，消除偏见。在人际交往中，不要戴着有色眼镜曲解他人的态度，不要不分青红皂白地认为他人的言谈举止都有敌意，凡事要多从正面去理解，宽以待人，在实践中不断纠正自己的敌对心态。

二、乐观开朗、阳光心态、心态平衡是健康法宝

众所周知，消极的心态可以降低机体的免疫力，危及身心健康。那积极的心态呢？积极的心态能产生向上的行为，乐观开朗、阳光心态、心态平衡是身心健康的法宝。领导干部在面对一切可能出现的困难时，始终用积极的思考、乐观的精神、充实的灵魂和潇洒的态度支配、控制自己的情绪，就是积极心态的表率。

1. 乐观开朗

乐观开朗既是胸怀宽广、气量豁达、不屈不挠所反映出来的一种心理状态，也是一种优秀的性格品质。古往今来的文学作品中不乏乐观开朗的人物形象典范。林语堂在《苏东坡传》原序中曾说"苏东坡是个不可救药的乐天派"，表达了大文豪苏东坡在一生多次被贬、失意困顿、迂回曲折的生活道路上随遇而安、气吞山河的乐观开朗的性格特点。我们从陶渊明的诗作中也能看出其开朗豁达的乐观性格，捕捉到积极向上的人格力量。乐观开朗的人无论在哪里都受欢迎，人际关系和谐，累积着满满的正能量。

乐观开朗的性格、心态是健身的要素、长寿的法宝，是调养精神、舒畅情绪、防衰抗老的最好的精神营养。据中国老年学会调查，百岁老人绝大多数性格豁达谦和，开朗乐观，家庭

和睦，子女孝顺，对生活充满信心。新疆是国际自然医学界认定的世界五大长寿区之一。在新疆历年对百岁老人的普查中发现，长寿老人的日常生活有很多共同特征，其中乐观是最重要的因素，他们性情普遍温和，待人宽厚，不生气，不动怒，甚至有的一生从不与人争吵。

《生命时报》曾报道，与性格不乐观的人相比，生性乐观的人患上心血管疾病的可能性只有前者的一半。美国《赫芬顿邮报》也曾报道，美国芝加哥洛约拉大学的心理学教授佛瑞德·布莱恩特研究证实，生性乐观、态度积极的确有益于身心健康。哈佛大学公共卫生学院用了8年时间，分析了超过7万名女性，结果发现，心情乐观快乐的女性，其因为疾病而死亡的概率可以降低近30%，其中因癌症死亡概率降低16%，因心脏病死亡概率降低38%，因脑中风死亡概率降低39%，平常罹患呼吸道疾病概率降低38%，而感染性疾病也因此降低52%。

中医理论认为，"喜则气和志达，营卫通利"。乐观开朗可使营卫流通，气血和畅，生机旺盛，从而身心健康。

人人都要乐观开朗，健康快乐。首先要培养开朗的性格，其次，要培养"知足常乐"的思想，再次要培养幽默风趣感。

2. 阳光心态

生活中，我们常有身边的朋友，心态很"阳光"，做事光明磊落、一身正气、满满的正能量。这就是我们通常所说的"阳光心态"，一种乐观自信、健康向上的心智模式。生命需要阳光，心态更需要阳光。阳光心态作为一种知足、感恩、达观、豁达的心态，一种健康、积极、进取、充满关爱的心态，反映为人处世的积极态度，能让人心境良好，人际关系和谐，适应环境，幸福快乐。

阳光的心态源于对生活的乐观精神，阳光心态的培育主要是要以乐观自信的态度对待生活，以及在自我认知方面防止习得性无助的形成。

当领导干部发现无论自己如何努力，不管干什么，都以失败而告终时，就会觉得自己控制不了整个局面，精神支柱就会瓦解，斗志也随之丧失，最终就会放弃所有努力，真的陷入绝望，这种因习得性无助而产生的绝望、抑郁和意志消沉，是消极心理和行为问题产生的根源。

进行积极的归因训练，将成功的原因改变为能力和努力等内部原因，将失败低归因为不够努力等。这样就能使他们恢复自信心，摆脱无助感，并为获得更好的成绩、更多的自信而加倍努力，阳光心态就不请自来。

3. 心态平衡

心态平衡是健康长寿的首要前提，《中国公民健康素养——基本知识与技能（2015 年版）》明确提出，健康生活方式主要包括合理膳食、适量运动、戒烟限酒、心理平衡四个方面。

心态平衡，是指一种良好的心理状态，即能够恰当地评价自己，应对日常生活中的压力，有效率地工作和学习，对家庭和社会有所贡献的良好状态。乐观、开朗、豁达的生活态度，将目标定在自己能力所及的范围内，建立良好的人际关系，积极参加社会活动等均有助于个体保持自身的心理平衡状态。

心态平衡可以提升身体健康水平，抵抗疾病侵袭。研究表明，人的心理活动会影响人的生理活动，社会心理因素与疾病的发生息息相关。平衡的心态有利于人体运动、消化、呼吸、循环、泌尿、内分泌、神经、生殖八大系统的不同细胞、器官和系统间互相联系、互相作用，密切配合、协调、制约，让生理系统发挥更好的功能，保证人体生命活动的最佳状态，使人体强大的自我修复能力得以充分发挥，提升免疫力。

心态平衡可以提升人际关系处理水平，建立良好的社会支持系统。心态平衡有利于情绪稳定，情绪影响人的行为，一个情绪不稳定的人，其行为必然会影响人际关系。孔子提倡"礼之用、和为贵"，孟子说"天时不如地利，地利不如人和"，他们均把"人和"作为成就事业、战胜困难、克敌制胜的首要因素。现在也有人形象地说，人际关系就是生存空间。这些，都说明了心态平衡对人际关系的重要性。

心态平衡的人容易尊重别人，而尊重是人际关系和谐的首要原则。一个尊重别人的人一定是个受欢迎的人，心态平衡容易使我们的胸怀更宽广，甚至能使我们尊重我们的对手，尊重和我们意见、见解不一的人。

心态平衡的人容易换位思考，而换位思考是人际关系和谐的重要原则。孔子说，己所不欲勿施于人，实际上，己之所欲也要慎施于人。人类在本质上都是类似的，比如对生活的恐惧与担忧、对未来的彷徨、对幸福的向往、对美好生活的向往，在某种意义上来说都是一致的、一体的。换位思考其实是人际关系中非常重要的人际沟通技能，通过换位思考，我们才能够彼此真正同呼吸、共命运。亲人之间、朋友之间、上下级之间、同事之间，人与人相处，贵在换位思考。

能做到换位思考的人，必然是保有一颗善良的心，与人为善，总能毫不犹豫地向别人伸出援助之手，济困扶危、雪中送炭。

能做到换位思考的人，更在意他人的感受，待人以诚，会用积极的态度主动向对方表情达意。因为他相信只有待人以诚，才能换得对方的真心诚意。即使换不来对方同等的回应，哪怕是没有回应，他也会在问心无愧心安理得中获得一份洒脱与超然。也就是说，当你向他人"输出"真诚时，最重要的是，你自己也获得了内在的成长。

能做到换位思考的人，深深懂得，与人相处，要存异求同、待人以宽。能换位思考的人，必然有宽阔的胸怀，不斤斤计较，不搬弄是非，更不会戴着有色眼镜去看待周围的人。除了宽阔的胸怀，能换位思考的人更有宽容的气度。对于那些曾经误解过自己或者是不经意间伤害过自己的人，他会选择适时的原谅。俄国作家屠格涅夫曾说："不会宽容别人的人，是不配受到别人宽容的。"所以宽容别人，也是在宽容自己。

心态平衡可以使人客观认知自己，有利于自我反省。经常自我反省可以提升人际关系的处理能力和水平。古人讲，吾日三省吾身。很多的时候，人生需要经常反思自己的过去。常回头看看，是一种生活的智慧。人际关系的处理，并不总是有理走遍天下。

三、有个好心态，疾病走得快

常言道，人吃五谷生百病，我们也常看到西方婚礼的誓言，"从今日起，不论祸福、贵贱、疾病还是健康……"这说明，健康是动态的，疾病与健康是人生的常态。病来如山倒，病去如抽丝。我们感觉到疾病是突然来的，没有什么预先征兆。其实，从健康到疾病是一个相当复杂的由量变到质变的过程。当外界致病因素作用于细胞，达到一定强度或持续一定时间，致病因素有了一定量的积累就会引起细胞的损伤，这个被损伤的细胞就会出现功能、代谢、形态结构紊乱，疾病就发生了。疾病发生会带来痛苦，身体有各种不适、痛苦，病人会有心理压力和思想包袱，有的会沮丧、不安甚至恐惧。所以，我们对待疾病应该有一个科学的态度，客观认识，由果寻因，积极治疗，有些慢性病如高血压、糖尿病等都要终身治疗。

战胜疾病、增进健康，是个科学、系统、复杂的过程。具体说来，第一要有良好的心态，客观看待自己，正确认识疾病，不胡思乱想；第二要科学治疗，相信医学科学；第三要规律生活，适当改变生活方式，有些病三分治七分养；第四要合理饮食，病从口入，保证营养全面，不胡吃海喝；第五要适度运动，生命在于运动，循序渐进，不过度劳累。

上海中医药大学博士生导师何裕民教授认为，心态，说到底就是对待疾病、对待生命的态度。乐观也好，信心也好，勇敢也好，其实都源于对生命的态度。生命与生命有很多差别，人们往往追求的是生命长短的差别，其实更为重要的是生命质量的差别。生命质量包括很多方面，如生命的意义、价值，对其他生命的影响力，生活质量等。重视生命质量，忽略生命长短，就容易摆平心态。对待生命的心态摆正了，对待疾病的心态就很容易摆正。

要想战胜疾病，有个好心态至关重要。

首先，好的心态有利于正确认识疾病、客观对待疾病，克服焦虑、恐惧的情绪，树立必胜的信心，积极配合治疗。

调查显示，对待疾病常有以下不良心态：有一无所知的，认为治病救命是医生的责任，治疗稍有不顺，就容易迁怒医生，觉得医护人员不尽心；有满不在乎的，不以为然，患糖尿病后，该吃多少还吃多少，该喝酒还喝酒，大口喝可乐，一点儿不忌口，视网膜病变、肾功能损害、冠心病、脑中风等糖尿病并发症便都不约而至，痛苦不堪、生命堪忧；有过度敏感的，一天测 8 次血压，疑神疑鬼、自欺欺人，百度"看病"，自我诊断，对处方将信将疑，治疗不能坚持下去。也有讳疾忌医的，得病后不愿接受现实，总觉得上天对自己不公平，自己怎么能得这样的病，怨天尤人，自哀自怜。也有过度害怕的，紧张、恐惧、焦虑，仿佛天要塌下来，终日惶恐不安，搞得身心俱疲，严重影响了治疗效果。

对待疾病要有"既来之，则安之"的态度，坦然接受，理性面对。适度地了解自己患病的相关知识，坚定康复的信心，相信医院、相信医生，积极配合治疗，按时服药，定期复查。

其次，好的心态有利于建立良好和谐的医患关系。近年来，医患纠纷日渐增多，伤医案件时有报道，一个重要原因就是患者不理解医学的局限性、风险性。好的心态能增加患者对医生的信任与理解，建立和谐医患关系，提高治疗的依从性。

医者父母心，医学是人类情感的表达和延伸。这就意味着，医生要对患者付出真情，患者也要对医生捧出真心。在疾病面前，医患双方是同盟军和统一战线，医生和患者有着战胜疾病、减轻痛苦的共同目标，是"健康事业的利益共同体"。医生精湛的医术，患者战胜疾病的信心、决心在抵御和治疗疾病的过程中都处于关键位置。我国著名肝胆外科专家吴孟超说："医生治病，就好像把病人一个一个背过河。"这个比喻形象地揭示了医患关系的本质。

再次，好的心态还可以帮助我们战胜癌症。癌细胞有自我无限增殖和随时随地转移复发的特点，所以，癌症因难以治愈而非常可怕。2000 年美国癌症协会发布了一项令人欣喜的研究结果：大约有 10% 的癌症患者病症会自然消退，而且极少复发。癌症自愈的奥秘何在？研究人员称，在自然消退的癌症病人里，大多数性格开朗，喜欢运动。现代医学研究发现，精神状态和机体免疫功能的好坏，对癌症的发病和自我消退起着举足轻重的作用。如果病人充满信心和癌症作斗争，生存率就会显著提高；面对癌症精神崩溃、失去生活信心者，生存率就会明显降低。

日本肿瘤专家伊丹认为："惧怕死亡和疾病是非常健康的心理，没有这种害怕心理是不正常的，对惧怕的心理不要去管它，重点应放在追求有意义的度日上。"在此基础上，伊丹提出了"认识生活价值疗法"，鼓励癌症患者把注意力放在追求有意义的生活上，每天以愉快向上的态度生活，以建设性的积极态度生活，治疗癌症及其他顽症。认识生活价值疗法的关键在于，调动病人体内潜藏的抑制癌细胞和其他病毒的能力，让患者充分认识自己的病情；并主动采取积极的态度去对抗疾病，使大脑皮层能够产生良好的兴奋；这种兴奋可以有效地刺激大脑下部和激素分泌有关的脑垂体兴奋，从而使机体的免疫能力不断得到增强，采取积极的态度对抗和征服癌症。

四、心态阳光须调节：
健康从政心态、幸福心理

中央电视台《挑战不可能》的舞台上，挑战者将不可能变成了可能，挑战者的追梦故事诠释了成长轨迹，无限可能的青春大放异彩。无论是在平凡岗位上创造不平凡的普通人，还是工程一线默默奉献的大国工匠，每一位挑战者的内心深处，都根植阳光与执着，外显为自强不息、挑战自我的勇气和智慧。

人立身于世，从事不同职业，应用怎样的心态对待工作？答案就是职业心态。对于领导干部而言就是从政心态。心态决定状态，从政心态健康阳光，把岗位当作工作的平台、把事业当作人生的舞台，尽心、尽力、尽责地做好本职工作；从政心态不够健康阳光，面对监督管理就会产生心理落差，遇到职位变化就会想着钻营逢迎，接受群众批评也就难以襟怀坦荡。可以说，有些领导干部不在状态、甚至掉队，主要原因就是从政心态出了问题。所以，领导干部都应树立健康的从政心态，注重塑造阳光的职业心态。

领导干部提高自身德才素质，正确看待职业价值是健康从政心态之本。一个德才素质较高的领导干部，把党和人民的利益看得高于一切，襟怀坦荡、无私无畏，其从政心态一定是健康阳光的。客观上说，领导干部是治理社会事务的一种社会职业，同医生、教师等社会职业一样，都是社会的需要，并无好坏可言，更无贵贱之说。领导干部要带头规范公权力的运行，把"权力关进制度的笼子里"，不断强化党性修养和宗旨意识，德才兼备、全面发展，永保健康阳光从政心态。

脚踏实地、百折不挠、乐观进取、时刻保持革命的乐观主义是领导干部健康从政心态的务实表现。领导干部不管顺境还是逆境，都要保持积极向上的心态。习近平总书记指出："为官就是要为民办实事，干工作就是同矛盾和困难作斗争。如果面对困难垂头丧气，占着位置毫无作为，那是一个不合格的领导干部。""领导干部要淡泊名利，保持良好心态，形成奋发有为、积极进取的工作状态。"

关注心理健康，主动调适心理状态，是领导干部健康从政心态的基本保障。领导干部经常面临各种矛盾与冲突，工作生活面临较大的心理压力，心理健康问题的存在有一定的客观性。这就要求我们要不断提高领导干部心理素质，增强领导干部自我心理调适能力，把干部心理健康作为推进政治生态文明建设的重要内容，积极构建适应新时代需要的领导干部心理健康咨询服务体系。

幸福是人类永恒的追求。马克思认为："那些给绝大多数人带来幸福的人才是最幸福的。"我们党始终把为人民谋幸福作为一切工作的初心和使命。领导干部要有宽广的胸怀和开阔眼界，把人民对美好生活的向往作为奋斗目标，作为幸福感的源泉。

链接：一位院士眼中的生老病死

人的一生，从出生到老去，从染病到死去，处处离不开医学关怀。作为与疾病和药物打了一辈子交道的贡献卓著的药理、毒理学家，83岁的秦伯益对人的生老病死与医学的关系有着很深的感悟。

曾在中国医药教育大会暨中泰慢病防治国际论坛上，秦伯益讲述了自己对待生老病死的乐观心态，启人心智，令人深思。

1. 生——爱心教育和理性教育

"病人是医生的衣食父母，医生是病人的救命恩人"，这两句话沿用上千年，本义没错。然而，现在却常常容易引起误会，病人误以为"我是你的父母，你该关照我"，医生认为"我是你的恩人，你应该感恩"，如果大家彼此这样要求，医患关系就好不了了。

此时，医学人文的性质就变了，变成"有付出，有报酬"的单一回馈形式，归其根本，关键还是我们的基础教育有问题。

人从呱呱落地，就开始接受教育，这贯穿了人的一生。教育的规律应是以人为中心，按人的生理、心理、心智发育过程来设计教育内容和教育方法，其中爱心教育和理性教育尤为重要。有了爱心，有了理性才能是完整的人；如果从基础教育起，培养的是没有爱心和理性的人，长大就会闯大祸。

那么，一生的教育应如何去做？上学前6年的学前阶段，小孩从妈妈体内子宫刚出来，什么都不懂，充满好奇，实际上他是在观察和了解周围环境，我们应放手让他去探究、多问问题，给予简单易懂的回答，启发他去思考；

而到了小学，接触外界范围扩大，认识不同的人，关键应是培养爱心，爱父母、爱老师、爱同学、爱护公共财物，以及对家乡的爱。多一些爱心教育，少一些仇恨教育；多一些道和理，少一些技和术。只有有了爱心，有了理性才能是完整的人。

上高中后，就应该培养理性，学会思考，学习哲学、逻辑学、公民学等。而到了大学，更重要的是培养人格，能不能说真话，能不能坚持真理，在各种压力面前，能不能坚持独立的人格，这将决定一个人能否成为堂堂正正、顶天立地的人。

现在学生的教科书比20世纪50年代上学时的教科书多了三四倍，但是细细看来，道和理的教育并不多，全都是技和术。英国哲学家弗兰西斯·培根说过，"知识就是力量"，然而，只有读者用自己的思维和智慧去将知识实践，付诸行动，才会产生力量，取得成功，从知识到力量是一个转化和放大的过程。如果到了大学以后，还是满堂灌课就大错特错了。

2. 老——老年健康贵在心态

不必刻意养生，一切顺其自然。

从直立猿人到智人，再进化到现在已经300万年，古代人平均寿命50多岁，现代人的骨骼、肌肉、关节、内脏使用时间已远远超出古代，我现在83岁，已远远超过各器官的"保质期"，出问题也不奇怪，关键是要有好的心态，做到身心健康，预防保健，定期体检，早诊早治。

我目前的健康情况可以概括为八个字：清楚、通畅、不高、不大。清楚，头脑眼睛耳朵感官清楚；通畅，呼吸道和两便（大小便）通畅；不高，血压血脂血糖不高；不大，前列腺和肝脾不大。各种化验结果都还正常，这辈子没有住过一天医院。

老年健康，贵在心态，不同的年龄，有不同的活法。人生角色，总在不断转化，不要一条路走到底。我主张，在位时，全力以赴，废寝忘食，义无反顾；退位时，欣然领命，戛然而止，飘然而去。

人生一世，草木一秋，要活得潇洒，懂得享受老年的快乐。如果在位时，磨磨蹭蹭，拖拖拉拉，不当回事；退位时，这也没做，那也还想做，恋栈不去，那就没意思。

回顾自己一生最快乐的时候，就是退休以后这十多年来的时光。因为责任已尽，负担已除，经济无虞，身体还好，感悟人生，懂得了生活，也知道已经到这个年龄，夕阳晚霞，稍纵即逝。要抓紧每一天，稍微一放松，就没了；我会珍惜每一天，过好每一天的生活。

老年人有成熟之乐、天伦之乐，发挥个性之乐、孤独之乐。一个人在时，有最大的思想空间，具有和书中的古人沟通，和世界上万事万物思想沟通的条件和智慧，不受各种打搅和干扰，获得一些自己想享受的心灵愉悦。陈独秀曾说过，做学问最好的是两个地方，一个是实验室，一个是在监狱，是否真正会生活的人，关键在是否有兴趣和追求。

很多大艺术家、大思想家、大科学家，创造性高潮来临的时候，往往是在静中、夜中、雨中、枕中、狱中、病中。真正会生活的人是不会寂寞的，我就没有寂寞的时候，一天到晚有干不完的事情，现在每天不到1点不熄灯，去年此时，我不到2点不睡觉。

老年最大的快乐就是，知足常乐，自得其乐，助人为乐。年轻的时候，赚钱是快活的，老年的时候，用的地方对，能雪中送炭是快乐；我们一生艰苦，晚年幸福愉快，观念也可相应调整。无所求就无所失，大彻大悟后就没有大悲大痛。

3. 病——医生安慰的不同解读

人类未必能够消灭疾病，而疾病也肯定消灭不了人类。医学不断在进步，但医学也有它的局限性，例如结核菌产生了耐药，它迫使我们研究，但仍有8%耐多药结核不好治。

医学历史上，有位著名的特鲁多医生，1848年，他诞生在美国纽约撒拉纳克湖旁，25岁医学院毕业开始从医，却发现自己就是肺结核患者。肺结核，在当时以为是绝症，他回到老家疗养，通过营养加强、空气环境改善以及骑马、散步、打猎，有所好转，但回到纽约后又因劳累而病情反复；37岁时，他辞退工作，在老家建立世界上第一家结核病疗养院。

100 年前的 1915 年，特鲁多 67 岁去世，患结核多年的他比当时美国平均寿命还长。他临终时说了三句著名的话，刻在墓碑上，作为墓志铭，很多医生去美国旅游，都会前去吊唁。

"To cure, sometimes; to relieve, often; to comfort, always"（有时去治疗，常常去缓解，总是去安慰）。可是，现在这句话被宣传过头成了误导，似乎要让病人知道，我们的医生只能总去安慰，来缓解医患矛盾。

我很不同意这样的说法，因为这不是事实。病人半夜三更去排队，就诊三五分钟，只是去求个安慰？那还不如去佛堂拜菩萨。

我认为这句话可以作些修正，应该是 "To cure, in time; to relieve, anytime; to comfort, sometimes"（及时去治愈，随时去帮助，有时去安慰）。安慰，是需要安慰时去安慰，不需要去安慰时没意义。面对绝症，能治就治，不能治就别治。不必过分强调医生的安慰作用，医生的安慰也不只是微笑、和蔼、客气。

如果我是病人，我对我的医生只要求两点，如果你能做到这两点，我信你，把整个性命交给你。一是站在我面前，让我感觉医生是个有气质和风度的人，一位严肃认真思考我的问题的人，仁爱、认真、知识博学、技术精湛，这样的医生我信任；二是讲真情、说真话，哪怕只有三天可活也要如实告诉我，让我做好这三天的事。

任仲夷，是一位我很敬重的长者，他对疾病乐观的精神很让我佩服。作为广东省委老书记，他是建设深圳特区、为改革开放杀出一条血路的领导人。60 多岁时，他的一只眼睛瞎了，但是他说我照样"一目了然"。过了几年，耳朵聋了，他说我"偏听了"，但我"不偏信"。又再过几年，胆囊切除了，却照样大胆改革，他说我现在"浑身是胆了"（胆汁往血液流）。到了八九十岁时，胃不行了，大部分被切除后，又大笑着说，反正到这个年龄了，"无所谓（胃）"了，没有也不要紧了，一直活到92岁，他对广东和深圳的开发都起着决定性作用。

4. 死——走要走得安详有尊严

人固有一死，或重于泰山，或轻于鸿毛；或辉煌一生，或窝囊一世；或健康长寿、无疾而终，或久病缠身、生不如死；或走得舒坦、安详、有尊严，或走得痛苦、凄凉。

东西方人有着不同的生死观。孔夫子有言，"不知生焉知死"，孝子是不能在父母面前谈"老"的。自古以来，中国人俗话说，好死不如赖活着，尽管赖活着远不如好死。西方人有宗教信仰，灵魂和肉体是附着在一体的，死亡的状态是归宿、圆寂、涅槃、超度和净土。

在我10岁那年，爷爷去世，棺材放在厅堂里祭天，客人们纷纷吊唁，家属哭声不断。到了第三天，哭不动了，突然看到两个老太婆大哭，后来知道是职业哭丧婆。原来，悲的气氛也可以拿钱制造，让我幼年的心灵就知道，婚丧喜庆全要花钱，不一定都是感情，有些礼仪都是靠钱换来的。

西方人死去，会当面谈死亡的问题，亲人围着临终的病人读圣经、唱诗、听悲乐，安静地送家人走最后一段路。这或许就是文化的不同。有本书叫《死亡如此多情》，里面有句"我的死亡谁做主？"我明确地回答："我的死亡我做主。"我会书面列出"生前预嘱"，也希望"生前预嘱"问题能得到全国人大的立法解决。

另外，临终关怀，在中国也应该发展起来。1967年，英国女医生西塞莉·桑德斯博士首先在英国伦敦圣·克里斯托弗建立临终关怀医院。我曾经到这家医院访问，在一间大活动室里，那些病人有的看画报、打扑克，有的织毛衣、看书、看电视、聊天，他们的寿命都不会超过一个月。临终的病人，前一个月还能享受正常的生活，让我很受触动。

圣·克里斯托弗临终关怀医院的院长告诉我，对于这些病人，一是对症药物用够，过去我国吗啡一般是10毫克，用到100毫克以上就很担心，而英国一般会用到1克，多的时候到2~3克；二是安慰，我国照顾临终病人的全部压力都在医护人员，但英国却有五种人（心理学家、医护人员、社工、志愿者、牧师）去疏导各种不同时期的心理障碍。

死亡，是人生最后的归宿，我们应该直面归宿，走得安详舒坦有尊严，至少不要制造新的痛苦。比如，呼吸心跳停止后，用机器抢救叫生命支持系统，我不同意这个名称，用替代系统维持已经结束的生命，是自己骗自己。

我们都希望健康长寿，享尽天年，无疾而终。我的印象中，能无疾而终的人多半是健康长寿的，之所以健康长寿，是因为器官内脏均衡地衰老，如果衰老到一定程度，瓜熟蒂落，一了百了，这种走法是最好的。

我对自己临终的态度：抢救啊，复苏啊，切开啊，插管啊，除颤啊，统统不要，我的预嘱准备这样写，我疼痛了镇痛要用够，我烦躁了镇静安眠药用够，临走时请告诉大家，我曾经是一个长寿而快乐的老头，我充分享受了人生，我知足了。

就请放一曲舒曼的《梦幻曲》或者萨克斯管的《Goinghome》！
我回家啦！

（中国工程院院士 秦伯益口述，《健康时报》记者 叶正兴
整理，《健康时报》2015 年 12 月 14 日，第 10 版）

参考文献

一、书籍

1. 胡月星：《现代领导心理学》，山西经济出版社 2005 年版。

2. 于萍：《领导干部健康保健指南》，中共中央党校出版社 2006 年版。

3. 杨仲明：《精神健康与养生疗法》，中国文联出版社 2010 年版。

4. ［美］吉姆·洛尔、托尼·施瓦茨：《全力以赴：高效能人士的精力管理手册》，中信出版社 2010 年版。

5. ［美］吉姆·洛尔、托尼·施瓦茨：《精力管理：管理精力 而非时间 互联网＋时代顺势腾飞的关键》，中国青年出版社 2015 年版。

6. 李朝波：《做自己的心理师——税务干部心理健康自助指南》，中国市场出版社 2015 年版。

7. 胡月星：《领导心理》，研究出版社 2017 年版。

8. 于荣、陈然、黎晨：《游泳》，江苏凤凰科学技术出版社 2018 年版。

二、期刊杂志

1. 李建国：《游泳运动对提高中老年人身体机能的作用》，《哈尔滨体育学院学报》2000 年第 18 期，第 91—92 页。

2. 许淑萍：《乒乓球运动与心理健康》，《河北体育学院学报》2002 年第 1 期，第 13—16 页。

3. 季丽萍等：《冬泳对老年人心肺功能的影响》，《体育学刊》2002 年第 4 期，第 55—56 页。

4. 李同彦：《齐齐哈尔市企业机关干部体育锻炼现状的研究》，《辽宁体育科技》2002 年第 2 期，第 26—28 页。

5. 陈一冰等：《骨质疏松症的运动疗效及运动处方》，《首都体育学院报》2002 年第 14 期，第 38—40 页。

6. 刘新光：《游泳运动对人生理心理健康的作用》，《白城师范高等专科学校学报》2002 年第 4 期，第 19—21 页。

7. 闫克乐、李建平、苏朝霞等：《心理神经免疫学的新进展》，《心理科学》2002 年第 25 期，第 27—24 页。

8. 吴明华、黄丽：《广州市机关干部体育健身现状调查》，《体育学刊》2002 年第 2 期，第 26—28 页。

9. 李福贵、赵丽光、刘宏辉：《对健身运动理念的探究》，《哈尔滨体育学院学报》2003 年第 4 期，第 17—18 页。

10. 邓明山：《游泳锻炼对中老年人心肺功能的影响》，《山西体育科技》2003 年第 23 期，第 24—26 页。

11. 刘军平：《浅谈领导干部的时间管理》，《陕西行政学院学报》2003 年第 17 期，第 33—35 年。

12. 陈利民等：《论医学心理学的发展与现代医学模式的转变》，《甘肃科技》2004 年第 12 期，第 159—160、158 页。

13．张永军、杨秀清、宋光春等：《东方传统体育健身使命新说》，《体育学刊》2004 年第 4 期，第 59—61 页。

14．邵伟德、王守钧：《对体育与传统养生之理论基础的几点质疑》，《解放军体育学院学报》2004 年第 1 期，第 16—18 页。

15．张晓侠：《游泳锻炼对高校学生生理指标、体育意识和行为等影响的研究》，《科技广场》2005 年第 7 期，第 82—83 页。

16．肖夕君：《体质、健康和体适能的概念及关系》，《中国临床康复》2006 年第 10 期，第 146—148 页。

17．冯毅翀：《现代医学模式与医院组织变革研究》，《广州中医药大学》2007 年。

18．［美］玛丽.卡迈克尔：《更强、更快、更聪明》，美国《新闻周刊》2007 年 3 月 26 日。

19．肖雪：《职业压力与精力管理》，《消费导刊》2008 年第 15 期，第 108—108 页。

20．王禾等：《冬泳对中老年人心血管系统功能的影响》，《沈阳体育学院学报》2008 年第 27 期，第 59—60、66 页。

21．李光荣、郭隆珠：《游泳健身锻炼中的 FIT 原则》，《游泳》2008 年第 2 期，第 26—29 页。

22．梁艳江、刘月花：《对中华民族传统体育养生方法及原理的分析》，《山西农业大学学报（社会科学版）》2008 年第 7 期，第 669—672 页。

23．刘旭宁等：《游泳与健美操运动对女大学生心脏功能及 T 细胞亚群的影响》，《宁夏医学杂志》2008 年第 30 期，第 1100—1101 页。

24. 何伟涛、孙金婿、史晓林：《太极拳与原发性骨质疏松症的研究进展》，《中国骨质疏松杂志》2008 年第 14 期，第 587—590 页。

25. 杨爱华、李良明：《大众锻炼标准对体育教育专业学生健康体适能的影响》，《体育科技文献通报》2009 年第 17 期。

26. 段子才：《运动人体科学研究方法对中国传统养生方法健身机理的研究进展》，《上海体育学院学报》2009 年第 33 期，第 79—84 页。

27. 陈汇文：《中华民族传统体育养生思想模式研究》，《安阳师范学院学报》2009 年第 2 期，第 117—120 页。

28. 张勇：《领导者：管好时间是一门艺术》，《廉政瞭望》2010 年第 11 期，第 56—57 页。

29. 姜树东：《游泳对中老年妇女心脏功能的影响》，《中国老年学杂志》2010 年第 15 期，第 139—140 页。

30. 李汉华：《长期有氧运动对女大学生呼吸代谢功能的影响》，《广州体育学院学报》2010 年第 30 期，第 85—87 页。

31. 张绍兴、高纪明：《简析领导干部体力活动与健康》，《现代企业教育》2010 年第 18 期，第 145—146 页。

32. 李小三：《领导者的时间管理》，《中国青年》2011 年第 12 期，第 64—65 页。

33. 齐治平：《时间管理矩阵》，《决策》2011 年第 12 期，第 67 页。

34. 徐竹、张娜：《游泳对提高老年人心理健康水平浅析》，《内江科技》2011 年第 1 期，第 19—23 页。

35. 纪彦屹、王兴芝：《游泳对健康体适能作用的研究进展》，《南京体育学院学报（自然科学版）》2011 年第 6 期，第

156—157 页。

36．中国社会科学院政治学研究所课题组：《县处级领导干部日常工作生活状况观察》，《学习时报》2011 年 10 月 17 日。

37．李克：《健身走对改善领导干部"亚健康"状态的积极影响》，《科技信息》2012 年第 34 期，第 334—334 页。

38．孙宇航：《游泳促进中老年人健康的研究》，《现代营销（学苑版）》2012 年第 4 期，第 388 页。

39．《广东 11 名人大代表建言：领导干部应带头休假》，《广州日报》2012 年 1 月 18 日。

40．吴义敏：《女性领导干部心理健康状况调查研究》，《中共乌鲁木齐市委党校学报》2012 年第 12 期，第 26—30 页。

41．唐开旺、邝云航、张瑜良等：《小剂量喹硫平对失眠症患者睡眠质量及心理健康状况的影响》，《临床心身疾病杂志》2012 年第 18 期，第 156—159 页。

42．李旭：《精力管理引发"大改变"》，《人力资源》2013 年第 2 期，第 94 页。

43．蔡菊芳等：《领导干部健康状况及生活方式现状调查及健康指导》，《护理与康复》2013 年第 6 期。

44．李丹、付静：《基于时间管理的工作——生活平衡策略研究》，《人力资源管理》第 2013 年第 11 期，第 45—46 页。

45．陆广莘：《医学模式须从"疾病模式"改为"健康模式"》，《南方日报》2013 年 11 月 24 日。

46．王铁荣：《寻找工作与生活的平衡点》，《劳动保障世界（理论版）》2013 年第 7 期，第 56 页。

47．张文贤：《我们需要精力驱动》，《人力资源》2013 年第 6 期，第 16—18 页。

48．杨芬芳、蔡菊芳、孙飞：《206 名领导干部生活方式病及影响因素调查》，《中国农村卫生事业管理》2013 年第 33 期，第 532—533 页。

49．党建锋：《克服工作拖延，重燃工作激情》，《军工文化》2014 年第 8 期，第 64—65 页。

50．王艳：《基于人际关系压力源视角的领导干部压力管理探析》，《领导科学》2014 年第 29 期，第 36—37 页。

51．黄贵生：《时间管理的三个技巧》，《决策》2014 年第 10 期，第 87—87 页。

52．华靓：《领导干部平衡工作和家庭关系的"算法"》，《领导科学》2014 年第 7 期，第 36—36 页。

53．欧阳艳玲：《工作生活平衡研究述评》，《》赣南师范学院学报》2014 年第 35 期，第 118—121 页。

54．管慧香、张贺、张嘉伟等：《传统养身功法与现代体育健身运动养身理念之比较》，《博击（武术科学）》2014 年第 11 期，第 86—88 页。

55．王惠琳：《领导人的时间管理》，《知识经济》2016 年第 6 期，第 96—98 期。

56．佳童：《游泳减肥掌握要领见效快》，《江苏卫生保健》2016 年第 19 期，第 31—35 页。

57．宋晓东：《精力管理，让工作更高效》，《人力资源》2016 年第 6 期，第 82—83 页。

58．刘晨：《游泳中的健康之道》，《中医健康养生》2016 年第 8 期，第 19—22 期。

59．李东、吴维库：《精力充沛是领导者的素养》，《企业管理》第 2017 年第 2 期，第 36—37 页。

　　60．林悦：《领导干部心理"亚健康"的表现和对策》，《青年时代》2017 年第 17 期，第 89—90 页。

　　61．章步霄：《竞技类游泳项目涉及的物理知识与研究》，《中学物理教学参考》2017 年第 24 期。

　　62．刘超、王阶：《中医传统运动疗法调气、调神治疗高血压病》，《北京中医药》2017 年第 36 期，第 58—60 页。

　　63．孙勇：《游泳训练疲劳的特点分析与恢复方法》，《运动训练学》2018 年第 8 期，第 35—36 页。

　　64．董晓璇：《阻力学理论视角下成人游泳初学者泳姿的选择》，《中国体育教练》2018 年第 2 期，第 21—25 页。

　　65．王茂生：《党政干部身体素质现状调查及管理策略探究》，《体育大视野》2018 年第 8 期，第 195—197 页。

　　66．康倩、张娜、刘欣改：《传统保健体育疗法健身功效的研究》，《现代经济信息》2018 年第 24 期，第 355 页。

　　67．周付聪、李吉远：《基于传统音乐疗法探析健身气功五禽戏养生机理》，《武术研究》2018 年第 3 期，第 109—111 页。

　　68．彭响、刘如、王亚坤：《由"运动"到"活动"：习近平新时代全民健身观解读》，《体育成人教育学刊》2018 年第 10 期，第 37—40 页。

　　69．蒋屹：《游泳训练疲劳的特点及恢复方法研究》，《运动训练学》2019 年第 1 期，第 56—58 页。

　　70．喻京英：《睡眠障碍——国人应重视的健康威胁》，《人民日报（海外版）》2019 年 3 月 30 日。

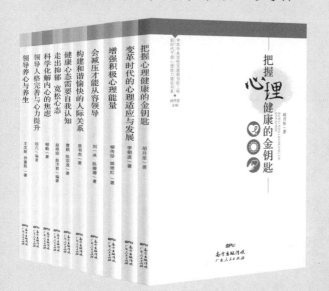